酸塩基平衡の考えかた

故(ふる)きを・温(たず)ねて・Stewart

丸山一男 著
Maruyama Kazuo

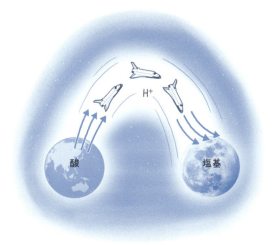

南江堂

表表紙の月へ飛ぶスペースシャトルは酸が出した H^+ を塩基が受け取る反応（☞ p33）を，裏表紙のヒーロー（強イオン差マン）とその隣（H^+マン）のペアは，強イオン差が大きくなれば H^+ が減り，強イオン差が小さくなれば H^+ が増える関係（☞ p54）を説明したイラストです．
　詳しくは該当頁をご一読ください．

はじめに

　アシドーシスかアルカローシスか？　代謝性か呼吸性か？　単純性か混合性か？　酸塩基平衡は，①データの読みに始まり，②なぜなのか？どうして？の世界に広がっていく．基準値を覚えて，マニュアル的に当てはめていけば一応，読める．しかし，いつも読んでいないと読みかたを忘れてしまう．手順がどのようにしてできあがったのか，理由を知れば定着するのではなかろうか．酸塩基平衡は，生理学・生化学で「なぜなのか」を習い，すべての診療科の実臨床でデータを読む．Henderson-Hasselbalchの式が出てくるとムズカシイというイメージが先行してしまうのが弱点ではある（それは食わず嫌いのせいです）．「読書百遍意自ずから通ず」の域に達するには時間がかかるので，「なぜなのか」の気持ちで，読みを深めれば理解が進み，理由が分かればスッキリ感が増すであろう．まずは，皆が使っている伝統的な読みかた（HendersonとHasselbalchに由来する方法）の成り立ちを知り，慣れることが始めの一歩である．

　一方，酸塩基平衡の世界で，Stewartという人名を目にすることがジワジワと増えてきた．今後，これまでの伝統的な方法に加えて，Stewartアプローチを併用する場面が着実に増えると予想される（N Engl J Med 371: 1821-1831, 2014）．でも，「分かりにくい」という声が多い．「電解質異常が酸塩基平衡障害の原因になる」と聞くと「？！」となってしまうのだが，いったん分かると「腑に落ちる」のである．100年の歴史があるHendersonとHasselbalchを理解した上でStewartに注目するのは，「故きを温ねて新しきを知る（温故知新）」的で異常の発見や説明にかなり役立つ――と思う．本書では，ベッドサイドで即使えるよう，伝統的方法とStewartアプローチの双方を分かりやすく解説したい．「○○だから」と説明できるようにしたいものである．

　医師のみならず，看護師，臨床工学技士，検査技師，セラピスト，薬剤師などのメディカルスタッフの皆さんも血液ガスデータに接する機会が増えている．本書では，初学者からベテランまでを対象に，「読みかた」と「なぜなのか」――読解力――を深めたい．初学者の方はゆっくり読み進め，行ったり来たりすれば，まずは伝統的方法でデータを読めるようになると思う．

中堅・ベテランの方は，伝統的方法とStewartアプローチとを統合すれば，低アルブミン血症や電解質異常を伴う酸塩基平衡障害の読解が深まるであろう．勉強したての方から酸塩基平衡の指導をしているベテランの先生方までのニーズにお応えできれば幸いである．

2019年2月

丸山　一男

〈全体の構成〉
　1〜4章で従来の伝統的な方法（Henderson-Hasselbalchの式）についての成り立ちを述べ，5章でStewartアプローチの考えかたを解説する．6章からが臨床編となり，7〜9章で伝統的方法の始めの一歩を確認する（医学生や研修医・メディカルスタッフ向け）．10章は中級であり，14・16・17章はStewartアプローチの実際である．11・13章で代謝性アシドーシスとアルカローシスの原因を，従来の方法と併せてStewartアプローチ（11章 C, 13章 B）で考える．15・16章で電解質異常についてCl⁻に光を当てる．

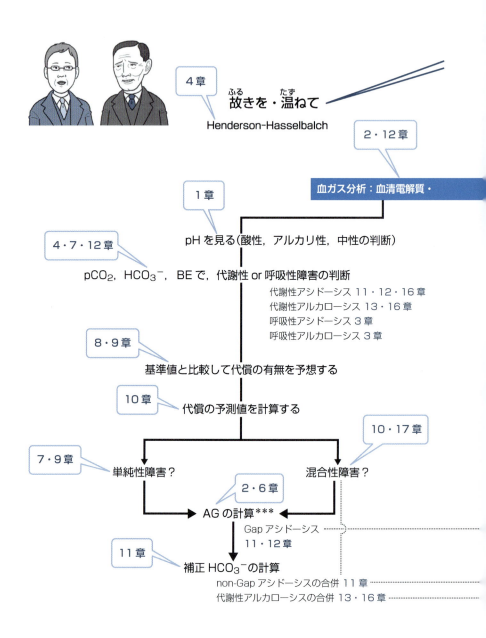

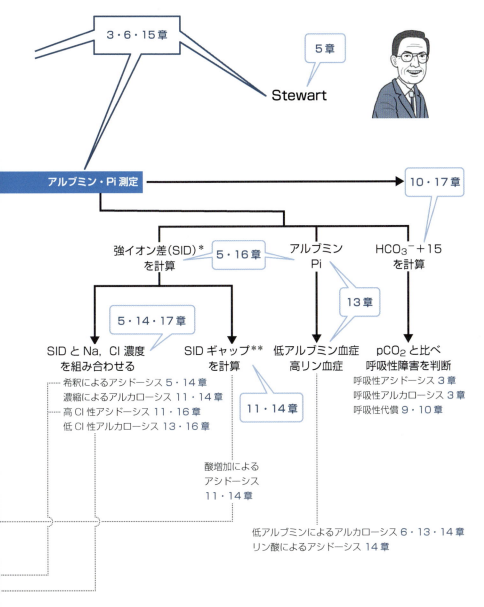

目次

*1*章 酸性・アルカリ性の指標 ——————— pH　1
- A 生物が生きるには，適切な pH がある　2
- B アシドーシスとアルカローシスの定義　6

*2*章 血液ガスとアニオンギャップ ——————— 実測と計算　9
- A BE：base excess　11
- B AG：anion gap　11
- C tCO_2（CO_2 含量）　16

*3*章 正門と通用門 ——————— 玄関と勝手口　19
- A ミアとシスをお間違いなきよう　20
- B 用語の由来：代謝性・呼吸性　22
- C Henderson-Hasselbalch 門 $\left(\dfrac{HCO_3^-}{pCO_2}\text{門}\right)$　23
- D Stewart 門［SID（強イオン差）門］　24
- E 単純性か？ 混合性か？　25

*4*章 Henderson と Hasselbalch $\left(\dfrac{HCO_3^-}{pCO_2}\text{門}\right)$　31
——————— 化学の時間です
- A 酸・塩基の定義は何か？　32
- B 質量作用の法則（law of mass action）　35

5章 Stewart 登場（SID 門）
電気的中性から水素イオン濃度を考える　41

- A　HCO_3^-/pCO_2 比以外でも pH は計算できる　42
- B　電解質濃度は H^+ に影響を与える　43
- C　強いイオンとは？ Na^+ vs. H^+；Cl^- vs. HCO_3^-　46
- D　中間まとめ：強イオン差の考えかた　52
- E　再び強イオン差の計算法：$Na^+ - Cl^-$ vs. $HCO_3^- + Alb^- + Pi^-$　55
- F　SID の計算法の実際　60
- G　まとめ　63
- H　繰り返しになりますが　64

6章 読み方いろいろ
臨床編プロローグ　65

- A　4つのアプローチ　65
- B　あくまで総合判断をお忘れなく　68
- C　AG と SID　69
- D　AG と SID のターゲット　72
- E　低アルブミン血症のときの AG の補正：補正 AG　73

7章 単純性障害の診断
始めの一歩（アシドーシスとアルカローシスの診断）　75

- A　シンプルな酸塩基平衡障害の診断（primary な変化）：Basic　78
- B　高い？低い？の判断基準　83

8章 代償はあるか？ とりあえずの判断
単純性障害の場合　87

- A　二次性変化（代償性変化）の有無を判断する：単純性障害に対する代償性変化の有無を評価　88
- B　代償の有無を予想する　92

9章 グラフ解析
単純性障害に対して　97

- A　単純性障害の完全代償を読む：グラフ解析による代償性変化の考えかた──慣れると便利です　97
- B　完全代償か？ 混合性障害か？　102

10章 代償は予測範囲内か？
代償の予測値の計算　103

- A 二次性変化の程度が予測される値かを判定する：advanced　104
- B 代償の予測の第2ステップ　107
- C 実測値と代償の予測値の関係　121

11章 代謝性アシドーシス
最初の出来事は？　123

- A 代謝性アシドーシスの原因　124
- B 代謝性アシドーシスの原因の見分けかた：　133
  「H^+ の増加か？」「HCO_3^- の減少か？」
- C 強イオン差で考える代謝性アシドーシス　140

12章 重症代謝性アシドーシスの一発診断
BE（Base Excess）　149

- A 代謝性アシドーシスの一発診断　152
- B BE の存在意義　155
- C BE と HCO_3^- の関係：BE は HCO_3^- の代わりとなるか？　156
- D BE とは：BE を深く知りたい人のために　158

13章 代謝性アルカローシス
よもやま話：HCO_3^- が増えるわけ　165

- A 酸の減少：HCl の喪失と低アルブミン　168
- B 塩基の増加：生理学的立場から，強イオン差から　170

14章 強イオン差の使いかた
電解質異常による代謝性障害発見のために　185

- A 強イオン差（SID）を用いた酸塩基平衡の読みかた　186
- B 症　例　195

15章 電解質による HCO_3^- の変化
いままでのおさらい　199

16章 Cl の問題
高Cl性アシドーシス，低Cl性アルカローシス　　205

- A　$Na^+ - Cl^-$ から考える　　206
- B　$Na^+ - Cl^-$ を強イオン差（SID）で考える　　209
- C　Cl^- と HCO_3^- の関係　　211

17章 混合性障害を疑うとき
pH正常にご注意を！　　225

- A　混合性障害のパターン　　227
- B　混合性障害（アシドーシスとアルカローシスの同時発生）を読む　　232
- C　まとめ：pH正常のパターン　　246

参考文献　……249
索　引　……251

略語一覧

AG	anion gap，アニオンギャップ
⊿AG	AG測定値とAG基準値（12）との差；AG − 12
Alb	アルブミン
Alb^-	イオン化したアルブミン
A tot	total weak acid，弱酸の総和
	（イオン化したアルブミンとリン酸イオンの総和，$Alb^- + Pi^-$）
BE	base excess，過剰塩基
CA	carbonic anhydrase，炭酸脱水素酵素
COPD	chronic obstructive pulmonary disease，慢性閉塞性肺疾患
Gapアシドーシス	anion gap metabolic acidosis，AG高値のアシドーシス
non-Gapアシドーシス	non-anion gap metabolic acidosis，AG正常のアシドーシス
HCO_3^-	重炭酸イオン，炭酸水素イオン
pCO_2	二酸化炭素分圧
pO_2	酸素分圧
pH	（ピーエッチ，ペーハー）水素イオン濃度の逆数の対数
Pi	inorganic phospate，無機リン
Pi^-	無機リンを含むリン酸イオン（HPO_4^{2-}，$NaHPO_4^-$，$H_2PO_4^-$）の電荷の総和
RTA	renal tubular acidosis，尿細管性アシドーシス
SID	strong ion difference，強イオン差
SIDギャップ	「強イオンで計算したSID」と「$HCO_3^- + Alb^- + Pi^-$で計算したSID」の差
	（強イオンとして何を用いるかによって基準値は異なります）
tCO_2	CO_2含量，総二酸化炭素濃度
XA^-	測定されない強陰イオン（乳酸，ケト酸，その他の酸性陰イオンの総和）
⊿XA	正常から増加した分のXA^-（強陰イオン）

基準値一覧

検査値		基準範囲	基準値の目安	参照先
pH		7.35〜7.45	7.40	☞ 7章 p83
pCO_2	二酸化炭素分圧	35〜45 mmHg (Torr)	40 mmHg	
pO_2	酸素分圧	80〜100 mmHg (Torr)	90 mmHg	
HCO_3^-	重炭酸イオン濃度	22〜26 mEq/L	24 mEq/L	
BE	base excess	−2〜+2 mEq/L	0 mEq/L	☞ 7章 p82, 12章 p151
AG	anion gap	10〜14 mEq/L	12 mEq/L	☞ 2章 p13
tCO_2	CO_2含量	23〜27 mEq/L	25 mEq/L	
Lactate	乳酸		1 mmol/L 9 mg/dL	
Glucose	血糖	70〜110 mg/dL	<110 mg/dL	
Na^+	ナトリウムイオン	135〜145 mEq/L	140 mEq/L	
Cl^-	クロルイオン	100〜108 mEq/L	104 mEq/L	
K^+	カリウムイオン	3.5〜5.0 mEq/L	4.0 mEq/L	
Ca^{2+}	カルシウムイオン	1.13〜1.32 mmol/L	1.2 mmol/L	
Mg^{2+}	マグネシウムイオン	0.53〜0.67 mmol/L	0.6 mmol/L	
Pi	無機リン	2.5〜4.5 mg/dL	3.0 mg/dL	
Cre	クレアチニン	0.65〜1.07 mg/dL		
BUN	血中尿素窒素	8〜20 mg/dL		
Alb	アルブミン	3.5〜5.0 g/dL	4.0 g/dL	
SID	強イオン差	36〜41 mEq/L	38 mEq/L	☞ 5章 p62
$\varDelta XA$ SIDギャップ	正常から増加した分のXA^-	−2〜+2 mEq/L	0 mEq/L	☞ 14章 p194

基準範囲は統一されておらず，施設や書籍によって異なります．臨床では自施設での範囲をご確認ください．

計算式一覧

- $pH = -\log[H^+]$ [☞ 1 章]

- $pH = 6.1 + \log \dfrac{HCO_3^-}{0.03 \times pCO_2}$ [☞ 4 章]

- **SID**（strong ion difference, 強イオン差）
  「$Na^+ - Cl^-$ による SID」$= Na^+ - Cl^-$ [☞ 5 章]
  「$HCO_3^- + Alb^- + Pi^-$ による SID」$= HCO_3^- + Alb^{-*} + Pi^{-**}$
    酸の増加がない場合：$Na^+ - Cl^- \fallingdotseq HCO_3^- + Alb^- + Pi^-$
    酸の増加がある場合：$Na^+ - Cl^- - \varDelta XA = HCO_3^- + Alb^- + Pi^-$
    *$Alb^-(mEq/L) = 2.8 \times Alb(g/dL)$：イオン化したアルブミン
    **$Pi^-(mEq/L) = 0.6 \times Pi(mg/dL)$（もしくは $1.8 \times Pi(mmol/L)$）：無機リンを含むリン酸イオン（HPO_4^{2-}, $NaHPO_4^-$, $H_2PO_4^-$ など）の電荷の総和
    ***$\varDelta XA$：正常から増加した分の XA^-

- **SID ギャップ**（定義によって異なります） [☞ 5 章]
  ①強陽イオンとして Na^+ を使用.
    $(Na^+ - Cl^-) - (HCO_3^- + Alb^- + Pi^-) = \varDelta XA^*$
  ②強陽イオンとして Na^+, K^+, Ca^{2+}, Mg^{2+} を使用.
    $(Na^+ + K^+ + Ca^{2+} + Mg^{2+} - Cl^-) - (HCO_3^- + Alb^- + Pi^-) = XA^{-**}$
    *$\varDelta XA$：正常から増加した分の XA^-
    **XA^-：測定されない強陰イオン

- $AG = Na^+ - Cl^- - HCO_3^-$ [☞ 2 章]

- 補正 $AG^* = AG + 2.5 \times (Alb\,基準値 - Alb\,測定値(g/dL))$ [☞ 6 章]
    *低アルブミン血症のときに補正.

- 補正 $HCO_3^- = HCO_3^- + \varDelta AG = HCO_3^- + (AG^* - 12)$ [☞ 11 章]
    *AG は補正 AG を用いることもある.

- $\varDelta AG = AG - 12$ [☞ 11 章]

- 補正 $Cl^{-*} = Cl^- \times \dfrac{Na^+\,基準値}{Na^+\,測定値}$ [☞ 16 章]

    *低 Na 血症のときに補正.

- 予測 pCO_2 値 $\fallingdotseq HCO_3^- + 15$ [☞ 10 章]
- $\varDelta XA = (Na^+ - Cl^-) - (HCO_3^- + Alb^- + Pi^-)$ [☞ 5 章]

酸性・アルカリ性の指標

1

pH

後輩（以下㉠）　酸塩基平衡の異常って，アシドーシスとかアルカローシスですよね．

先輩（以下㊟）　そう．ところで，アシドーシス，アルカローシスって何ですか？

㉠　アシドーシスというのは，pHが低下するみたいな……．

㊟　pHの値そのものですか？

㉠　というか，pHで判断しているような……．

㊟　アシデミアとの使い分けは？

㉠　……とにかく，アシドーシスはアシドーシスなのです‼

㊟　アシッドは英語のacidで，日本語にすると「酸」ですね．

㉠　そう，そう，そう．アシドーシスとは，つまり，酸が増える状態と言いたかったのです．

　酸性・アルカリ性を示す指標として中学で習ったpH（ピーエイチと読む．年配の方はペーハーとドイツ語読みすることも多い）を思い出してほしい．これは水素イオン濃度［H^+］（濃度を表すときは［　］を付けるのが正式だが，本書では簡略化のため［　］を2章以降は外している）から計算する（計算式は後で触れる）数値である．が，まずは計算方法よりも，化学的には7.00が中性だが，健常者の動脈血では7.40近辺であることを押さえておけばよい．臨床的には，7.35〜7.45の範囲を正常と考え，この範囲より低いと酸血症（アシデミア），高いとアルカリ血症（アルカレミア）と判断することが多い．

1

- 先 pHというのは，酸性・アルカリ性の強さを表す値です．pHが低いと酸血症（アシデミア），高いとアルカリ血症（アルカレミア）です．
- 後 アシデミアとアシドーシスの違いはどうなっているのでしょうか．
- 先 その違いは3章でも説明しますが，○○ミアと○○シスという用語は意識して使い分けた方がよいですね．まず，本章ではpHと水素イオン濃度［H^+］の関係——水素イオン濃度［H^+］が高いとpHは低く，水素イオン濃度［H^+］が低いとpHは高いという関係を確認したいと思います．

A 生物が生きるには，適切なpHがある

「生物」は生きている物であるがゆえに「生物」である．生きるとは何か？——と考え始めると哲学的になってしまうが，医学的には，化学反応によって物質からエネルギーを取り出し続けている過程を指す．生体機能の維持や細胞の維持は，多種の物質を別の物質に変化させる過程——代謝——で成り立っている．つまり，代謝とは化学反応である．エネルギー［＝アデノシン三リン酸（ATP）］の産生がなければ死んでしまう．化学反応は生体触媒である酵素によって促進され，各酵素が適正に働くには，その酵素に適した温度や環境の水素イオン濃度（酸性・アルカリ性の強さ）が必要である．

pH（水素イオン濃度［H^+］の逆数の対数；図1-1，図1-2）は，体内の酸性・アルカリ性の指標であるが，臨床的には，動脈血のpHを測定している．その基準範囲は，7.35〜7.45である．7.40が正常と覚えておくのがよい．pHが基準範囲から外れると，細胞環境が変化する結果となり，酵素活性が崩れ，代謝に異常が発生し，当該細胞の機能が崩れて，症状・徴候が出る．

- 後 なぜ水素イオン濃度［H^+］そのものではなく，対数（log）を使うのですか．
- 先 水素イオン濃度［H^+］は，0.00000004 mol，つまり40ナノモル（nmol）なのですね．これをいちいち表現すると，時間がかかるし，0の数を間違えたりして，ややこしいと思いませんか．
- 後 思います．
- 先 そこで，逆数1/0.00000004にして，対数変換するとlog 1/0.00000004で，これは7.40となり，扱いやすい数値となるのです．最初に考えた人は偉人だと思います．

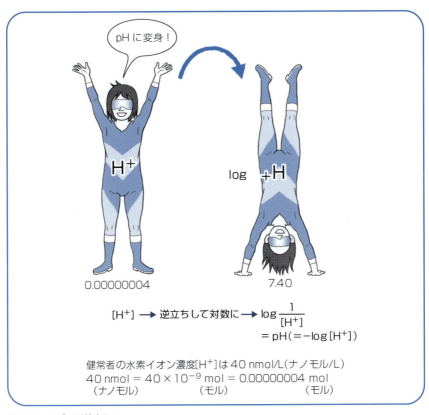

図 1-1　H$^+$の逆立ち

　pHは，①原因となる病態の種類の推定，②重症度の評価，③経時的測定による回復・悪化の判断――に使用されている．例えば，代謝性アシドーシスと判断したら，代謝性アシドーシスを起こす病態を念頭に絞り込みを進め（☞p125のチャート），pH変化の原因となっている病態・原因そのものの治療を第一とする．pHの経時的変化は病態の回復を判定する指標の1つとなりうる．治療を開始している場合は，輸液や換気条件などの医原性の原因が加わっている場合もあるので，これらの適正化を図る．

　しかしながら，極めて異常なpHでは細胞機能が破綻し，例えばpH＜7.20になると不整脈・心筋収縮力低下から心停止に至る可能性もあるため，pH自体を是正する必要が出てくる．

A．生物が生きるには，適切なpHがある

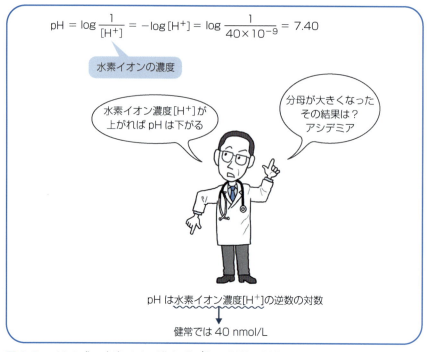

図 1-2　pH の式：水素イオン濃度 [H^+] の逆数の対数

酸性化の方向にある病態をアシドーシス，
アルカリ性化の方向にある病態をアルカローシスという．

$H^+H^+H^+H^+H^+H^+H^+H^+H^+H^+H^+$
pH ↓＝水素イオン濃度　高い　$H^+H^+H^+H^+H^+$
$H^+H^+H^+H^+H^+H^+H^+H^+H^+H^+H^+$

$H^+H^+H^+$
pH ↑＝水素イオン濃度　低い　H^+
$H^+H^+H^+$

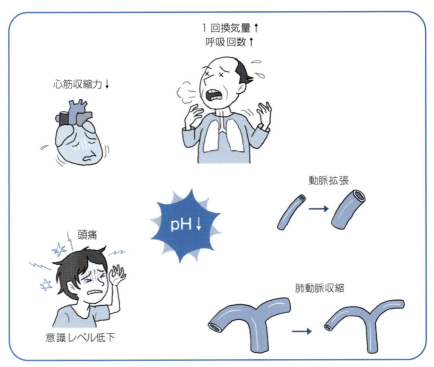

図 1-3　pH が低いときの臓器機能変化

- 先：ところで，アシドーシスだとなぜいけないのですか？
- 後：アシドーシスで水素イオン濃度［H^+］が高い（＝pH が低い）と細胞機能が不全状態となるからです．
- 先：例えば？　臓器別に考えると分かりやすいですよ．まずは，呼吸器系，循環器系，神経系で，それぞれ考えてみましょう（**図 1-3**）．

pH ↓
- 呼吸器系：呼吸回数と 1 回換気量が増加
- 循環器系：心筋収縮力の低下，動脈系血管拡張，肺動脈血管の収縮
- 神経系：頭痛，意識レベルの低下

- 後：アシドーシスで呼吸が大きくなる点については，糖尿病ケトアシドーシスや腎不全での代謝性アシドーシスを補正するための，呼吸回数と 1 回換気量が増加した規則正しい呼吸——クスマウル（Kussmaul）呼吸が有名です（**図 1-4**）．アシドーシスでは，交感神経系が緊張しカテコールアミンが上昇しますが，心筋側の反応が低下します．pH が低いと昏睡の原因にもなります．

A．生物が生きるには，適切な pH がある

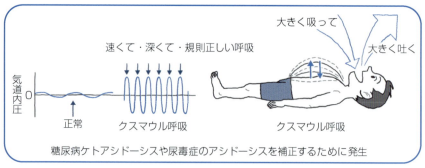

図 1-4　クスマウル呼吸時の気道内圧曲線

B　アシドーシスとアルカローシスの定義

　アシドーシスとは，体液の pH を下げようとする病態・過程で，アルカローシスは体液の pH を上げようとする病態・過程である．体液の酸塩基平衡状態は動脈血ガス分析で評価するが，血液が酸性になった状態をアシデミア（酸血症），アルカリ性になった状態をアルカレミア（アルカリ血症）という．酸性，アルカリ性の基準であるが，生理学的には，pH＝7.40 が中性で，pH＜7.40 がアシデミア（酸血症）で，7.40＜pH がアルカレミア（アルカリ血症）である．臨床的には，基準範囲内が中性で，基準値上限を超えたらアルカレミア，下限を下回ったらアシデミアと表現することが多い．一方，基準範囲内だが pH＜7.40 ならアシデミアぎみ，基準範囲内だが 7.40＜pH ならアルカレミアぎみと言う場合もある．世界的・国内的に数値基準が完全に統一されていないので困るのだが，場と相手に応じて，どのような基準で議論されているのか，空気を読んでフレキシブルに対応したいものである．

　本書では，pH＜7.35 をアシデミア，7.35≦pH≦7.45 を基準範囲，7.45＜pH をアルカレミアと呼ぶ．pH の値が基準範囲だがアルカレミアに近い場合，アルカレミアぎみ（high normal：7.40＜pH≦7.45），基準範囲だがアシデミアに近い場合，アシデミアぎみ（low normal：7.35≦pH＜7.40）と便宜的に表現する場面もある．例えば 7.37 なら，正常だが，アシデミアぎみというイメージである（図 1-5）．

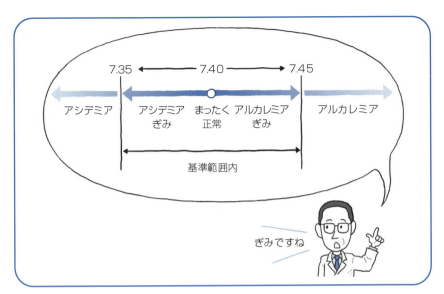

図 1-5 「ぎみですね」

じゆうちょう

血液ガスと
アニオンギャップ

2

実測と計算

先輩（以下先） 酸塩基平衡障害を診断するには何を検査しますか？
後輩（以下後） 動脈血ガス分析です．
先　何の値が出てきますか？
後　pH, pCO_2, HCO_3^-, BE などが書いてあります．
先　これらで，酸性かアルカリ性か，代謝性か呼吸性かを一応読むことはできますね（☞7章）．
後　一応……と言いますと？
先　Na^+, Cl^- があるとよいですね．もう一声言うと，アルブミン（Alb）と無機リン（Pi）があると嬉しいです（☞5・14章）．
後　血ガス分析器のデータには，Na^+, K^+, Cl^-, 血糖，乳酸の項目が付いている場合もあり，たいてい AG（anion gap，アニオンギャップ）もありますね．
先　AG は，暗算で計算（$Na^+ - Cl^- - HCO_3^-$）できますけどね．
後　AG とは何で，どのような意義があるのでしょうか？
先　AG が上昇していたら即，酸増加による代謝性アシドーシスと判断できるのです．

　酸塩基平衡の診断に使うデータには，直接に測定されたデータと測定された値から二次的に計算されたデータがある．酸塩基平衡の具体的な読みかたについては，7章から pH, pCO_2, HCO_3^-, BE を使う方法を解説するが，これは誰もが通る正面からのアプローチである．本章では，計算で二次的に出てくる値——BE（base excess）と AG——について解説する．

BEやAGについて聞いたことも見たこともない皆さんにとっては，若干ムズカシク感じるかもしれないので，今は飛ばして，代謝性アシドーシスの診断の章（12章）まで進んだ後に戻ってきて，行ったり来たりしていただければありがたい．

　下の表はある血ガス分析の記録である．

実測値	pH	7.19	[7.40]
	pCO_2	38 mmHg	二酸化炭素分圧 [40 mmHg（Torr）]
	pO_2	88 mmHg	酸素分圧 [90 mmHg（Torr）]
計算値	HCO_3^-	14 mEq/L	重炭酸イオン濃度 [24 mEq/L]
	BE	−12.1 mEq/L	base excess [0 mEq/L]
	tCO_2	15.1 mEq/L	CO_2 含量 [25 mEq/L]
オプション			
実測値	Hb	12 g/dL	ヘモグロビン [男：15 g/dL，女：13 g/dL]
	Lactate	0.8 mmol/L 7.2 mg/dL	乳酸 [1 mmol/L　9 mg/dL]
	Glucose	100 mg/dL	血糖 [＜110 mg/dL]
	Na^+	138 mEq/L	ナトリウムイオン [140 mEq/L]
	K^+	4.2 mEq/L	カリウムイオン [4.0 mEq/L]
	Cl^-	110 mEq/L	クロルイオン [104 mEq/L]
計算値	AG	14 mEq/L	anion gap $Na^+-Cl^--HCO_3^-$ [12 mEq/L] で計算

* [ ] 内の数値は基準値ですが，あくまで参考値です．正式には皆さんの所属施設の基準値を見てください（☞冒頭pxivの基準値一覧）．

pH, pCO$_2$, pO$_2$, HCO$_3^-$, BE (base excess), tCO$_2$ が出てくる．このうち，実測しているのは，pH, pCO$_2$, pO$_2$ である．HCO$_3^-$, BE, tCO$_2$ は計算された値である．オプションで同時に Na$^+$, K$^+$, Cl$^-$ を測定できる機種では，AG (anion gap, アニオンギャップ) という指標が計算されている．

A　BE：base excess

pH と pCO$_2$ は実測値で HCO$_3^-$ は計算値 [Henderson-Hasselbalch の式（☞ 4章）で計算］である．BE は，Astrup によると「ある血漿 1 L を正常条件 (pCO$_2$ 40 mmHg，38℃) の下に，滴定によって pH を 7.40 まで戻すのに要する酸の量 (mEq)」(越川昭三：酸-塩基平衡の知識，中外医学社，p100, 1968) である (☞ 12章)．血ガス分析器による BE は，pH と HCO$_3^-$ の値を用いた近似式で算出された値である．多くの近似式があり，どれを採用しているかは血ガス分析器によって異なる．一般的に，HCO$_3^-$ が高ければ BE も高く，HCO$_3^-$ が低ければ BE も低い——のが普通である．つまり，HCO$_3^-$ と BE は正の相関関係にあると考えてよい（関係式は☞ p156）．HCO$_3^-$ と BE に乖離 (☞ 12章) がない場合，HCO$_3^-$ の代わりに BE を見て，酸塩基平衡障害を診断できる．つまり，HCO$_3^-$ でも BE でも，どちらも使える (☞ 7章)．

HCO$_3^-$ と BE は正の相関関係にある

B　AG：anion gap

AG が高いと，それだけで酸の増加による代謝性アシドーシスと特定できる．つまり AG は，酸の増加による代謝性アシドーシスの発見に役立つ指標である (☞ 11章)．

日常臨床で頻度の高い，酸の蓄積による代謝性アシドーシスは，乳酸蓄積による代謝性アシドーシスである．つまり，乳酸を測定できなかった時代に，AGを使って酸の蓄積を推測していたのである．最近では，乳酸を直接測定するようになってきたので，「AGを見ない」医師も増えているようであるが，乳酸以外にケト酸（糖尿病）やリン酸・硫酸（腎不全）の上昇でもAGは上昇する．AGは代謝性アシドーシスの鑑別（酸の増加or塩基の減少）に役立つので，その意義については理解しておいた方がよい（☞11章）．

AGが高いといっても基準範囲との境界の場合，その検出力は万全とはいえない．しかし，AGが明らかに高いときには，酸の蓄積による代謝性アシドーシスと即決できるので，便利である．最終的には，pH，pCO_2，HCO_3^-，AGをすべて見て，AGの上昇しているアシドーシス（Gapアシドーシス）とAGの正常なアシドーシス（non-Gapアシドーシス）に分けて判断する（☞p125チャート）．

1 AGとは何か

AGは，簡単に計算できる値で，酸の増加を推定する指標である．その考えかたを説明したい．体液には，陽イオン（Na^+，K^+，Ca^{2+}，Mg^{2+}など）と陰イオン[Cl^-，HCO_3^-，Pi$^-$（HPO_4^{2-}，$NaHPO_4^-$，$H_2PO_4^-$などの総和），SO_4^{2-}，乳酸$^-$，ケト酸$^-$，Alb$^-$（イオン化したアルブミン）など]が含まれているが，種類と関係なくすべての陽陰イオンの各電荷を足した，陽イオンの総電荷と陰イオンの総電荷は等しい．これを「電気的中性」という（図2-1）．

陽イオンの電荷の総和＝陰イオンの電荷の総和

式で示すと，
Na^+ ＋ その他の陽イオン ＝ Cl^- ＋ HCO_3^- ＋ その他の陰イオン

K^+，Ca^{2+}，Mg^{2+}，H^+ など

Alb$^-$（イオン化したアルブミン），XA$^-$（乳酸$^-$，ケト酸$^-$，SO_4^{2-}などの総和），Pi$^-$（HPO_4^{2-}，$NaHPO_4^-$，$H_2PO_4^-$などの総和），OH^-，CO_3^{2-} など

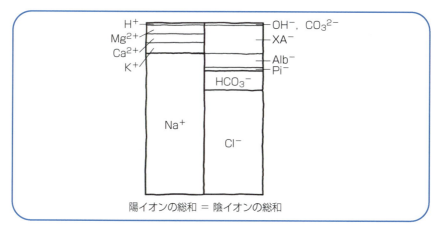

図 2-1　電気的中性の棒グラフ
XA^-：乳酸イオン，ケト酸イオンなどの有機酸イオンや SO_4^{2-} などの総和（☞図 11-3）
Pi^-：HPO_4^{2-}，$NaHPO_4^-$，$H_2PO_4^-$ など無機リンを含むリン酸イオンの総和

変形すると，

$$Na^+ - Cl^- - HCO_3^- = その他の陰イオン - その他の陽イオン$$

その他の陽イオンとは Na^+ 以外という意味で K^+，Ca^{2+}，Mg^{2+}…などであり，その他の陰イオンとは Cl^-，HCO_3^- 以外という意味で，XA^-（乳酸イオン，硫酸イオンなど），リン酸イオンなどの酸性陰イオン，イオン化したアルブミン（陰イオン）…などが含まれる．

AG の定義は，AG＝$Na^+ - Cl^- - HCO_3^-$ なので，AG はその他の陰イオンとその他の陽イオンの差ともいえる（**図 2-2** で視覚的に理解してください）．基準値は，10～12 mEq/L（ハリソン内科学，原書 18 版，2012），8～10 mEq/L（同 19 版，2015），10～12 mEq/L（セシル内科学，原書 25 版，2016），10～14 mEq/L（水・電解質と酸塩基平衡，改 2，南江堂，2004），12±2 mEq/L（輸液ができる，好きになる，羊土社，2010）などとされていて，完全に一致しているわけではない（☞16・12 章）．とりあえず，1 ダース（つまり 12 mEq/L）と覚えておけばよい．これが高くなったときに，酸が増加したアシドーシスの存在が分かる．どうして分かるのか？

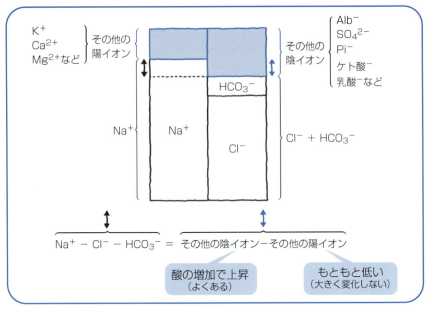

図 2-2 AG 増加 → 例えば乳酸（ショック），ケト酸（糖尿病），SO_4^{2-} や Pi^-（腎不全）の増加

図 2-1 の H^+，OH^-，CO_3^{2-} の濃度は，Na^+，Cl^- に比べると 10 万〜100 万倍低いので，現実的に図 2-2 が成り立つ．

 AG の基準値（施設，機器によって若干異なります）

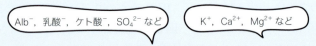

$$AG = Na^+ - Cl^- - HCO_3^- = その他の陰イオン - その他の陽イオン$$
$$= 140 - 104 - 24$$
$$= 12\ mEq/L$$

※ただし，基準値を Na^+ 140 mEq/L，Cl^- 104 mEq/L，HCO_3^- 24 mEq/L とした場合

式で考えると，AGの増加は，①その他の陰イオンの増加，②その他の陽イオンの減少，で発生する．その他の陰イオンとして，酸性陰イオン［乳酸，ケト酸，リン酸，硫酸（SO_4^{2-}），その他諸々の有機酸の陰イオンの総和］とAlb^-があり，Alb^-の増加または酸性陰イオンの増加でAGが増加する．一方，その他の陽イオンはK^+，Ca^{2+}，Mg^{2+}などであるが，減少するといっても1〜2mEq程度でAG増加への影響は現実的に少ない．言い換えるとAGが増加しているときは，酸性陰イオンの増加→酸の増加――とほぼ判断できるのである．なお，その基準値は12を目安とするが，この値は血清アルブミン濃度が正常として設定されている．つまり，血清アルブミン濃度が正常で，AGが明らかに増加している場合は，酸の増加があると即決できる．Na^+，Cl^-，HCO_3^-は日常臨床で簡単に測定できるので，これらを使用して日常的には測定しない酸（乳酸など）の存在を簡単に推定できるという点で便利である．ただし，もし高度な低アルブミン血症がある場合は，血清アルブミン濃度で補正した補正AG値（☞6章）で判断した方がよい．なお，AGの計算にK^+を入れて，$AG = Na^+ + K^+ - Cl^- - HCO_3^-$と定義している場合は，基準値が16mEq/Lとなる．K^+なしの基準値12mEq/LにK^+の基準値4mEq/Lを入れることになるからである．

> **メモ** 血ガス分析器の電解質濃度によるAGは低く出る
>
> 血ガス分析器で測定された全血Na^+，Cl^-，（K^+）を使用して計算したAGと，中央検査部で測定した血清Na^+，Cl^-，（K^+）を用いて計算したAGでは，前者で低く出ることが知られている．これは，血ガス分析器の全血電解質では，一般的にNa^+が低くCl^-が高く出るためと考えられる．ハリソン内科学やセシル内科学などの内科の教科書ではAGを血清電解質で計算しているので，正式なAGを計算するには，血ガス分析器による全血電解質濃度ではなく，中央検査部での血清電解質濃度を使用するのがよい．もう一つ付け加えると，血ガス分析器によるAGはもともと低く出るが，低アルブミン血症があるとさらに低値となる．AGの基準範囲は，一般的に10〜14mEq/L（本来，各施設の測定機器で決める値だが）であるが，この値は，血清のNa^+，Cl^-を使用した値で，かつ血清アルブミン濃度が正常な場合の値である．
>
> そこで，ICU，救急室，オペ室など，血ガス分析器で全血電解質を同時測定したデータで計算したAGの基準値は12mEq/L（10〜14mEq/L）より低いと考えた方がよい．

C tCO$_2$（CO$_2$含量）

　tCO$_2$なる値は，tCO$_2$＝HCO$_3^-$＋0.03×pCO$_2$の計算式で算出されている．tはtotalの略であり，血清または血漿に酸を加え遊離するCO$_2$の総量である．血液中のCO$_2$と，血液中のH$_2$CO$_3$，HCO$_3^-$などがCO$_2$に変化したと仮定した場合のCO$_2$量との総和であり，総CO$_2$，総二酸化炭素濃度，CO$_2$含量，CO$_2$ contentと表現している．昔はpCO$_2$を直接測定する電極がなかったので，総CO$_2$とpHを測定してからpCO$_2$とHCO$_3^-$をHenderson-Hasselbalchの式で算出していたその名残で血ガス分析結果にtCO$_2$が入っている．現実問題として，動脈血ガス分析結果のtCO$_2$で何かを判断することは少ない．

　一方，血液生化学検査の一環として，静脈血採血で酵素法によりtCO$_2$を実測し，HCO$_3^-$の代わりとみなし，AGを計算する場合もある．CO$_2$含量（tCO$_2$）という表現から考えると，CO$_2$は気体での量であるから，単位はmLだと分かりやすい．しかし実際は，mmol/LやmEq/Lで表現されている（HCO$_3^-$は1価のイオンなので，mmolとmEqの数値は同じである）．HCO$_3^-$はCO$_2$の源で，tCO$_2$はHCO$_3^-$の量を含んでいるからである．現実的にtCO$_2$は，ほとんどHCO$_3^-$で占められているので，HCO$_3^-$を反映していると考えることもできる．つまり，静脈血の酵素法によるtCO$_2$測定は，血ガス分析器を使用しなくてもHCO$_3^-$を推定できる意義があり，欧米では一般的である（日本では広まっていない）．

　血液に溶解しているCO$_2$とH$_2$CO$_3$とをまとめたものが，Henderson-Hasselbalchの式の分母であり，0.03×pCO$_2$である．tCO$_2$はこれにHCO$_3^-$を足した値で，HCO$_3^-$ 24 mEq/L，pCO$_2$ 40 mmHgなら25.2 mEq/Lとなる．

> **Q** HCO_3^- act というのは何でしょうか？

　HCO_3^- act とは，actual HCO_3^- の略で，なぜ actual が付くかというと standard HCO_3^- との区別のためである．実際診断に用いているのは actual の方で，多くの機種は HCO_3^- act を HCO_3^- と表記しているので，たまに HCO_3^- act という表記を見ると疑問を感じるのですね．では，standard HCO_3^- とは何か？
　standard HCO_3^-（bicarbonate）は，pCO_2 を 40 mmHg としたときの HCO_3^- の値である．つまり，呼吸性因子の変化がないと仮定した場合（＝pCO_2 正常という状態）の代謝性因子を代表した値である．standard HCO_3^- が高ければ，代謝性アルカローシス，低ければ代謝性アシドーシスの指標となりうる．actual HCO_3^- は代償性変化として二次的に変化するので，pH や pCO_2 との関係による総合的判断を要するため，pCO_2 を 40 mmHg に固定した standard HCO_3^- を重視する人もいるのである．

> **Q** BE で，BE（ecf），SBE，BE（*in vivo*），BE（B）などのような記載があるのですが，どう違うのでしょうか？

　BE（ecf）の ecf は extracellular fluid（細胞外液）の略です．SBE は standard BE の略で，*in vivo* は「生体内で」という意味です．BE（ecf），SBE，BE（*in vivo*）は同じ意味で，生体内での細胞外液（血漿と組織間液）の BE という意味です．BE（B）の B は blood の略で，採血した赤血球を含む全液の試験管内での BE という意味です．BE と表記してある場合，一般的には BE（ecf），SBE，BE（*in vivo*）を表していてすべて同じ意味です．

C. tCO_2（CO_2 含量）

じゆうちょう

正門と通用門　3

———— 玄関と勝手口

先輩（以下㊛）　学校って，正門とは別に裏門とか，通用門がありますよね．
後輩（以下㊜）　家なら，玄関，お勝手口，縁側みたいな……．
㊛　酸塩基平衡にも，アプローチのしかたがいろいろあるのですね．
㊜　一番初めは，正門や玄関から…ですよね．
㊛　そう，酸塩基平衡では，pH, pCO_2, HCO_3^- の値で読む方法が，まあ正面玄関からですね．100 年前からありますからね．
㊜　他の門は？
㊛　1950 年代に BE（☞ 12 章）が，1970 年代に AG（☞ 2 章）が計算されるようになりました．1980 年代には，強イオン差（☞ 5 章）という概念を導入した読みかたが報告されましたが，これが最近，じわじわと広がりつつあるのです．
㊜　どのあたりで？
㊛　ICU とか救急で緊急性の高い重症患者を診るところで，耳にします．今後，さらに広まると思います．
㊜　正面玄関より，通用門とか，お勝手，縁側からのショートカットが便利なこととって，結構ありますよね．

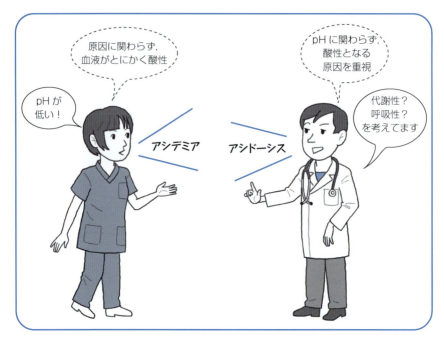

図 3-1　アシドーシスとアシデミアの意味するところは？

A　ミアとシスをお間違いなきよう

　pH の値そのもので分かることは，その血液が「酸性かアルカリ性か中性か」であり，言い換えると「アシデミアかアルカレミアか正常」である．つまり，pH の値のみで判断できることは，臨床的に酸性なのか，アルカリ性なのか，中性なのかである．

　◯◯シスと言うのは，「その pH をもたらした病態や状態を判断してから」である．pH だけを見て，アシドーシス，アルカローシスと言っているとしたら，無意識のうちに用語の混乱をしているので，注意した方がよい（**図 3-1**）．① pCO_2 と HCO_3^- を診た後に「◯◯シス」という病態や状態を表わす判断を行う．または，②血清電解質，アルブミン濃度を加味した強イオン差を計算した後に判断するのがよい．

　つまり，アシドーシス，アルカローシスと表現する場合，その原因となった病態や状態が加味されていなければならない．その中で，代謝性の変化なのか，呼

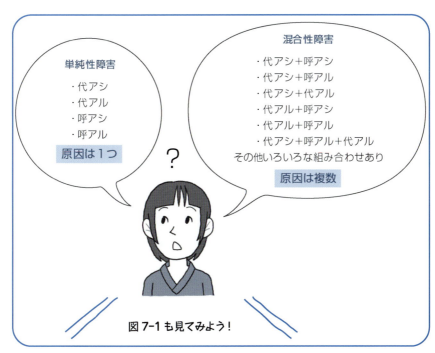

図 3-2 単純性？ or 混合性？
代アシ：代謝性アシドーシス，代アル：代謝性アルカローシス
呼アシ：呼吸性アシドーシス，呼アル：呼吸性アルカローシス

吸性の変化なのかを吟味した判断が，代謝性アシドーシス，呼吸性アシドーシス，代謝性アルカローシス，呼吸性アルカローシスである．これら4つのうち，1種類のみが発生している場合を単純性酸塩基平衡障害（単純性障害），複数が同時発生している場合を混合性酸塩基平衡障害（混合性障害）という．混合性障害は，例えば代謝性アシドーシスと呼吸性アシドーシスの同時発生（混合性アシドーシス），代謝性アルカローシスと呼吸性アルカローシスの同時発生（混合性アルカローシス），代謝性アシドーシスと呼吸性アルカローシスの同時発生，呼吸性アシドーシスと代謝性アルカローシスの同時発生などである（**図 3-2**）．

酸塩基平衡障害の読みかたは，段階的に慣れていくのが近道である．まずは，単純性障害の読みかたを知ってから（☞7〜9章），混合性障害の理解（☞10・17章）に進むのがよい．

B 用語の由来：代謝性・呼吸性

　動脈血ガス分析をして，pH, pCO_2, HCO_3^-, BE が得られるが，pH は HCO_3^- と pCO_2 の比で決まる．pCO_2 は血中の二酸化炭素分圧であり肺での換気で調節されるため呼吸性因子，HCO_3^- は塩基（☞4章）であり腎臓で調節されるので代謝性因子である．酸塩基平衡の歴史を見ると，pH を pCO_2 と HCO_3^- の比として初めて示したのが，100年以上前の Henderson と Hasselbalch である（☞4章）．

Henderson-Hasselbalch の式

$$pH = 6.1 + \log\frac{HCO_3^-}{0.03 \times pCO_2}$$

　それ以来，酸塩基平衡を呼吸性因子と代謝性因子に分けて考えるようになり，現在に至っている．代謝性変化は「酸の増減，塩基の増減」であり（☞11・13章），呼吸性変化は「二酸化炭素分圧（pCO_2）の変化」である（☞7章）．したがって現在，酸塩基平衡障害を代謝性・呼吸性に分けているのは，Henderson と Hasselbalch のおかげである．Henderson-Hasselbalch の式という門から入るのが，酸塩基平衡を読む伝統的かつ基本的な道である．Henderson-Hasselbalch の式（☞7章）を完璧に憶えるというよりは，その式の概念を理解すると大変役立つ（図3-3）．

Henderson-Hasselbalch 門 $\left(\dfrac{HCO_3^-}{pCO_2}\ 門\right)$：since 1900頃

Stewart 門（SID 門）：since 1980頃

　だいたい同じところにたどり着きますが，複雑系では Stewart 門が便利かもしれません．
　両方の門を使うと，便利です．ただし，伝統的なのに慣れてから方がよいと思います．

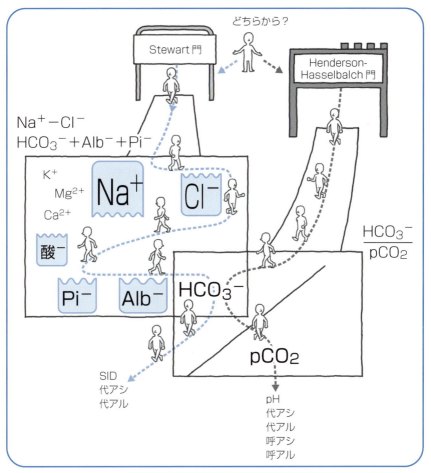

図 3-3　酸塩基平衡の考えかた入門：どちらの門から入るか？
Alb⁻：イオン化したアルブミン，Pi⁻：無機リンを含むリン酸イオン（HPO_4^{2-}，$NaHPO_4^-$，$H_2PO_4^-$ など）の総和，SID：strong ion difference（強イオン差）

C　Henderson-Hasselbalch 門 ($\frac{HCO_3^-}{pCO_2}$ 門)

　アシドーシス・アルカローシスは血ガス分析で判断するが，伝統的な方法は HCO_3^-/pCO_2 門から入る方法で，pH，pCO_2，HCO_3^- の関係で判断する．この方法は，炭酸の解離——pCO_2 と HCO_3^- に基づいた方法であり，100 年以上の歴史

がある．現在も今後も酸塩基平衡を読むために必ず学ぶ方法であり，本書でも，具体的手順を説明している（☞7章）．いわば，こちらは正門であり，家でいうなら玄関である．

　Henderson-Hasselbalch 的に考えると，HCO_3^- 濃度が上昇して pH が上昇（水素イオン濃度［H^+］が低下）する状態は代謝性アルカローシスであり，逆に HCO_3^- 濃度が低下して pH が低下（水素イオン濃度［H^+］が上昇）する状態は代謝性アシドーシスである．

　日常臨床では，こちらから入り，血清電解質濃度を用いて，さらに AG（アニオンギャップ）の計算を行うことが多い．AG（☞2・11章）は，酸が増加した代謝性アシドーシスの存在を見つける指標で，AG が高ければ「酸が増加している病態」と判断できる．一方，BE（☞2・12章）も，血ガス分析の結果で出てくるので，BE で代謝性アシドーシスの診断をする医師も多い（☞12章）．

D　Stewart 門［SID（強イオン差）門］

　SID とは，strong ion difference の略で，日本語に訳すなら，強イオン差（☞5章）である．陽イオンと陰イオンの総和は ±0 という電気的中性に基づき，Na^+，Cl^-，Alb^-（イオン化したアルブミン），Pi^-（HPO_4^{2-}，$NaHPO_4^-$，$H_2PO_4^-$ などの無機リンを含むリン酸イオンの電荷の総和），HCO_3^- 値を使用して，酸塩基平衡障害を考える（☞4・5・17章）．強イオン差の便利さは，2014年の The New England Journal of Medicine でも詳しく解説されている（Seifter JL: N Engl J Med **371**: 1821-1831, 2014）（図**3-4**）．強イオン差を用いると，電解質異常による代謝性アシドーシスと代謝性アルカローシスの原因が比較的簡単に理解できる（Fencl V, et al: Am J Respir Crit Care Med **162**: 2246-2251, 2000）．こちらは，門に例えるなら正門ではない通用門，家で言うなら勝手口であり，便利で早いかもしれない．

　なお，強イオン差の考えかたを説明するのが，本書のテーマの1つであり特徴である（☞5・14・17章）が，最終的にお伝えしたいメッセージは──強イオン差が大きいと代謝性アルカローシス，強イオン差が小さいと代謝性アシドーシス──である（☞5章）．

　最近の論調は，HCO_3^-/pCO_2 の比による伝統的方法と強イオン差の双方を統合（integrate）して，酸塩基平衡障害を読むことを勧めている（図**3-4**）．5章

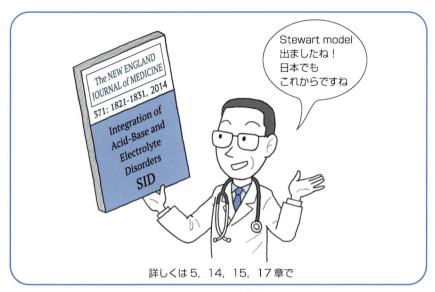

図 3-4　N Engl J Med が Stewart model を解説

で説明するが,大筋の考えかたとして,強イオン差が大きいと HCO_3^- が増加する方向となるため,HCO_3^-/pCO_2 と強イオン差の双方を理解するのが最強である.

E　単純性か? 混合性か?

1　単純性酸塩基平衡障害

単純性酸塩基平衡障害(単純性障害)とは,酸塩基平衡障害が1種類だけの状態である.別に表現するなら,「酸塩基平衡障害を起こした原因となる病気・病態が1種類」である.単純性障害では,二次性(代償性)変化が続発するので,数値としては,最初に変化した項目に続いて二次性に他の項目が動く.最初に発生した酸塩基平衡障害に対して,それを是正する反応が続発している場合,その反応を二次性変化または代償性変化と呼ぶ.

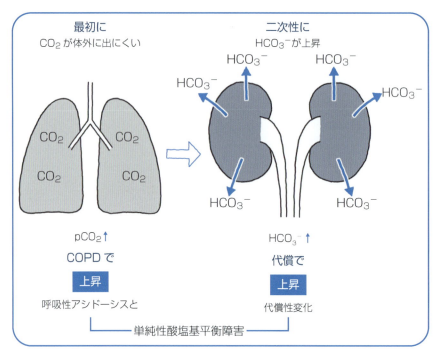

図 3-5　COPD での代謝性代償性変化(単純性酸塩基平衡障害)

　例えば，慢性閉塞性肺疾患(chronic obstructive pulmonary disease：COPD)(☞図 7-1)では，血中に二酸化炭素(CO_2)が蓄積し，呼吸性アシドーシス→アシデミアの状態となるが，これを是正するために HCO_3^- が二次性に蓄積し，pH を元に戻し中性化しようとする反応が続発する．つまり，呼吸性アシドーシスに対する代謝性代償性変化が発生する．結果として，pCO_2 の上昇と HCO_3^- の上昇が認められる．このとき，最初の変化は pCO_2 の上昇であり，これを是正するために二次的に HCO_3^- が上昇している(図 3-5)．この二次性(代償性)変化の程度は予測できるので，最初の変化量に見合う二次性変化量になっているかを確認するとよい(慣れたきたら)(☞ 8・10 章)．もし，予測される二次性変化量になっていない場合，別の酸塩基平衡障害が同時発生しているのではないかと疑うきっかけとなる(☞ 10・17 章)．つまり，**混合性酸塩基平衡障害(混合性障害)** の可能性が出てくる(☞ 17 章)．

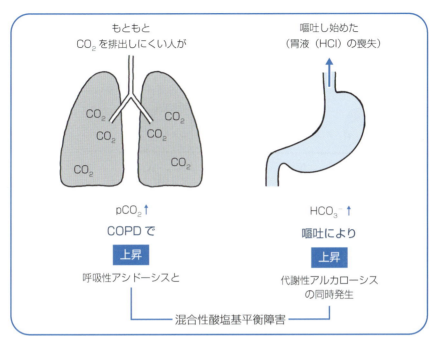

図 3-6　COPD の患者が嘔吐（混合性酸塩基平衡障害）

2 混合性酸塩基平衡障害

　一般社会では，「単純」の反対は「複雑」である．酸塩基平衡の世界では，単純性酸塩基平衡障害に対して，混合性酸塩基平衡障害がある．実際問題として，混合性酸塩基平衡障害は「複雑」で，初学者には分かりにくい．複雑性酸塩基平衡障害と言ってもよいのかもしれないが，この用語はあまり聞かない．まずは，単純性障害の読みかたに慣れてから，混合性に進むのがよいだろう．本書では，7～10 章と 17 章に便宜的に分けて記載し，段階的に理解を深めたいと思う．
　混合性障害は，「2 種類以上の酸塩基平衡障害が同時発生」した状態である．例えば，呼吸性アシドーシスと代謝性アシドーシスの同時発生は，混合性障害である（この組み合わせは特に，混合性アシドーシスという）．呼吸性アシドーシスと代謝性アルカローシスの同時発生も混合性障害である．他にも，様々な組み合わせがある．中には 3 種類以上の同時発生もある（☞図 3-2, 図 7-1, 11・14・17 章）．ややこしい．

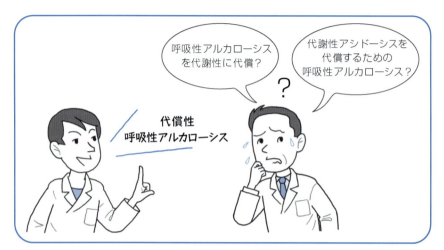

図 3-7 「代償性呼吸性アルカローシス？」
「呼吸性アルカローシスを代償性に代償している？」「代謝性アシドーシスを代償するための呼吸性アルカローシス？」……どちらの意味？

　例えば，COPD 患者が，数日間，嘔吐し続けたらどうなるか？ COPD 患者は，基本的に呼吸性アシドーシスの状態である（☞図 7-1）．この患者が，嘔吐という別の病態を同時発生したらどうなるか？ 嘔吐は，代謝性アルカローシスの原因である（☞図 7-1，13 章）．結果として，呼吸性アシドーシスと代謝性アルカローシスの同時発生となり，pCO_2 と HCO_3^- の値が別個に上昇することになる（**図 3-6**）．一方，前述のように，呼吸性アシドーシスの代謝性代償でも，pCO_2 と HCO_3^- の双方が上昇するが，こちらは 1 種類の酸塩基平衡障害とそれに対する代償性変化であり，単純性の酸塩基平衡障害である．単純性障害の代償性変化で pCO_2 と HCO_3^- の双方が上昇する場合，HCO_3^- の変化は，pCO_2 の変化量から予測できる範囲内に収まっている（☞10 章）．混合性障害では，最初の変化から予想される代償性変化の範囲を超えた値となるので，単純性障害と区別できる．

3　代償性呼吸性アルカローシス

　pCO_2 が低下している状態を呼吸性アルカローシスとする場合，「最初の原因として pCO_2 が低下している」と理解する場合が多い（ここまでそのスタンスで説明してきた）．一方，「代償性呼吸性アルカローシス」という表現は，「呼吸性

アルカローシスを代謝性に代償しているという意味」なのか，「代謝性アシドーシスを代償するための呼吸性アルカローシス」なのか，定義が統一されていないので困る．これもややこしい（**図 3-7**）．代償によって pCO_2 が低下しているときにもアルカローシスという言葉をどうしても使用したい場合，二次性呼吸性アルカローシスと言って，secondary（二次性）である点を強調すると誤解が少ないであろう．

4 呼吸性アシドーシス・呼吸性アルカローシス vs. 高 CO_2 血症・低 CO_2 血症

過換気では換気量が増加し，pCO_2 が低下する．低換気では換気量が減少し，pCO_2 が上昇する．

もともと pCO_2 を上げる病態なのか，代償として二次的に上昇しているのかを決めずに，とにかく pCO_2 が上がっていれば呼吸性アシドーシスと表現する人もいる．原因は何であれ，結果として pCO_2 が上昇する状態は呼吸性アシドーシスと表現し，pCO_2 が低下する状態は呼吸性アルカローシスと表現してしまうのである．つまり，そのココロは「pCO_2 が上昇する状態は換気量が低下する状態」，「pCO_2 が低下する状態は換気量が上昇する状態」である．さらに言い換えると，「最初の原因とその代償性変化という区別を特にせず，とりあえず呼吸性アシドーシスとは結果として換気量が低下している状態，呼吸性アルカローシスとは換気量が上昇している状態を意味する」である．ICU に入室するような重症患者で複雑な酸塩基平衡障害を考える場合には，実際役立つ場合がある．人工呼吸器が装着されていると（☞図 7-1），患者自身の呼吸性の代償性変化は発揮できず，人工呼吸器の設定により pCO_2 が左右されてしまうのが実情だからである．

pCO_2 が上昇する状態は hypercapnia（高 CO_2 血症），pCO_2 が低下する状態は hypocapnia（低 CO_2 血症）と言ってもらった方が個人的にはありがたいのだが，それぞれ「呼吸性アシドーシス」，「呼吸性アルカローシス」と言う医師もいる．用語の定義の世界的統一は今後の課題ではあるが，ほぼ不可能なので，場に応じてどのような意味なのか判断し，治療を進めたいと思う．

じゆうちょう

Henderson と Hasselbalch $\left(\dfrac{HCO_3^-}{pCO_2} \text{門}\right)$

4

――化学の時間です

先生（以下先）　高校の物理，化学，生物って，役立つのですね．

学生（以下学）　受験が終わった瞬間に忘れてしまいました．

先　それはもったいない．気合を入れて忘れないようにしてください．

学　思い出したいです．

先　酸塩基平衡とは，酸と塩基の平衡の問題ですので，酸と塩基の定義を知っておく必要があるのです．どんな酸がありますか？

学　酸は，乳酸，ケト酸，リン酸，硫酸などがあり，名前に酸が付いているので，分かりやすいです．

先　塩基の例は？

学　○○塩基と名前に付いていないので……．

先　HCO_3^-（重炭酸イオン，または炭酸水素イオンともいう）や NH_3（アンモニア）が，臨床的には重要な塩基です．

学　酸と塩基の復習をしてみたいと思います――高校生に戻って．

先　本章では Henderson–Hasselbalch の式

$$pH = 6.1 + \log \dfrac{HCO_3^-}{0.03 \times pCO_2}$$

の成り立ちを説明します．

学　理由が分かると丸暗記よりスッキリしますからね．

| A | 酸・塩基の定義は何か？ |

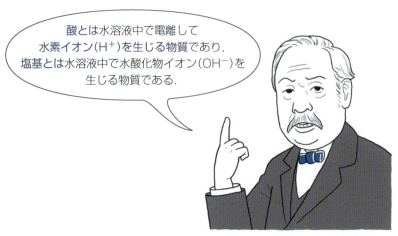

アレニウス　Arrhenius（1859-1927）

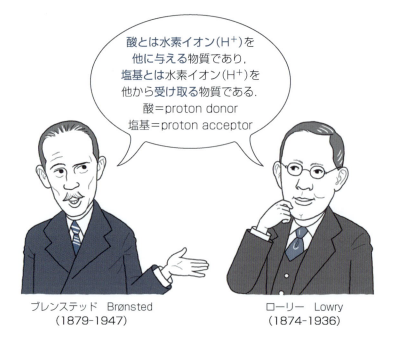

ブレンステッド　Brønsted
（1879-1947）

ローリー　Lowry
（1874-1936）

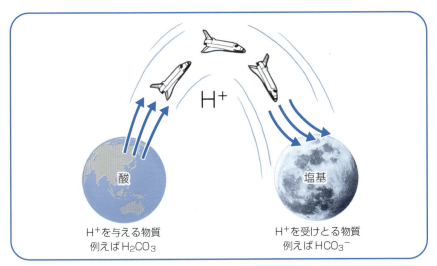

図4-1 酸からH⁺発射，塩基がH⁺を受け取る

まず，HCO_3^- を見てみたい．

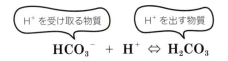

$$HCO_3^- + H^+ \Leftrightarrow H_2CO_3$$

この反応で，重炭酸イオン HCO_3^- は H^+ を受け取っているので，HCO_3^- は塩基である．逆に H_2CO_3 は H^+ を出しているので酸であり，これを炭酸という（**図4-1**）．

アンモニア（NH_3）は水に溶けると一部が反応し，NH_4^+ と OH^- となる．

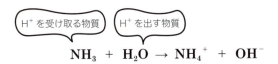

$$NH_3 + H_2O \rightarrow NH_4^+ + OH^-$$

この反応では，NH_3 は水（H_2O）から H^+ を受け取るので塩基であり，水（H_2O）は H^+ を NH_3 に与えているので酸として働いている（Brønsted と Lowry の定義）．また，NH_3 は水に溶けて OH^- を生じているので塩基である（Arrhenius の定義）．

A．酸・塩基の定義は何か？

塩化水素（HCl）が水に溶けると塩酸になる．

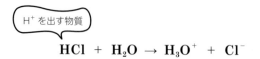

$$HCl + H_2O \rightarrow H_3O^+ + Cl^-$$

一般的には H_2O を入れずに $HCl \rightarrow H^+ + Cl^-$ と表現している．なお，H^+ は正確には H_3O^+ と表現される――と高校の化学の教科書に書いてある．

同様に，酸性酸化物である二酸化炭素（CO_2）が水に溶けると炭酸になる．

$$CO_2 + H_2O \rightarrow H_2CO_3 \rightarrow H^+ + HCO_3^-$$

酸の働きをする酸化物を酸性酸化物という（例：CO_2）．

酸素と結合した物質を酸化物といい，塩基の働きをする酸化物を塩基性酸化物という（例：酸化マグネシウム）．酸化マグネシウムは，制酸薬・緩下剤として，マグミット®，重カマ® などが使用されている．胃・十二指腸潰瘍，尿路シュウ酸カルシウム結石の予防などが適用である．酸化マグネシウムの化学式は MgO である．MgO は，$MgO+H_2O \rightarrow Mg(OH)_2$ の反応で OH^- を放出するし，$MgO+2HCl \rightarrow MgCl_2+H_2O$ の反応で塩酸から H^+ を引き抜くため，塩基の働きをする塩基性酸化物である．

ヘンゼルとグレーテルは兄妹であるが，Henderson と Hasselbalch はそうではない（どうでもいい話ですが）（**図 4-2**）．Henderson はアメリカ，Hasselbalch はデンマークの生化学者である．

Henderson は，acid base balance（酸塩基平衡）という用語を新しく造語（1909年）した人である．Henderson が初めて，質量作用の法則を体液の炭酸に当てはめた．質量作用の法則は，見たことはあると思うが，一応確認したい（ややムズカシイという印象はあるが，それは食わず嫌いのせいなので安心してください）．

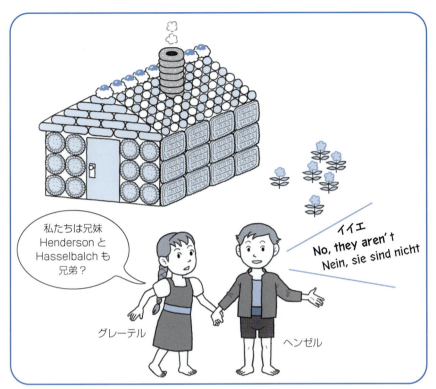

図 4-2　ヘンゼルとグレーテル

B　質量作用の法則（law of mass action）

　例えば，ある物質 AB が A と B に解離または電離するとき，その AB の濃度と，A と B の濃度は，一定の比で解離または電離することが分かっていて，その具体的な数値は各物質ごとに決まっている——という法則．その数値（K）を解離定数（恒数）という．恒子，恒夫という名前があるように，その数値は，いつも一定で安定しているので恒数という（読みは違いますが）．落ち着いているのですね．試験管内での出来事として，昔々から知られていました．

$$AB \rightarrow A + B$$

$$K = \frac{[A][B]}{[AB]}$$

*[ ]は濃度を示しています．本書では[ ]を外した簡易表記も併用しています．

　100年以上前，Hendersonは，この試験管内の化学的関係が，生体内にも当てはまることを示した．つまり，ABをH_2CO_3（$H_2CO_3 \rightarrow H^+ + HCO_3^-$）とし，体液での出来事として示したのである．どうして，H_2CO_3（炭酸）なのか？ そのまた50年前から「コレラでは炭酸塩が喪失する」という事実が知られていた．Hendersonの慧眼は，体液での炭酸の変化が病態に関与すると見抜き，炭酸の解離を体液に適用したのである．まさに生体での化学，生化学（biochemistry）である．現代では，酸塩基平衡の授業は，基礎医学の生理学か生化学で行うと思います．

$$CO_2 + H_2O \rightarrow H_2CO_3$$

$$H_2CO_3 \rightarrow H^+ + HCO_3^-$$

$$K = \frac{[H^+][HCO_3^-]}{[H_2CO_3]}$$

*Kは炭酸の解離定数

　ここで，H_2CO_3は直接測定できないが，CO_2が分かれば計算できる．つまり，H_2CO_3は，CO_2がH_2Oに溶けた結果であり，その濃度（H_2CO_3の濃度）は，CO_2濃度に比例した量である．言い換えると，CO_2濃度にある係数を掛けるとH_2CO_3の量となる．そこで，H_2CO_3をCO_2で表すため，その係数と炭酸のK（解離定数）をまとめた新たな定数Kaで上の式を表すと，

$$K = \frac{[H^+][HCO_3^-]}{[CO_2]\times 係数} \rightarrow Ka = \frac{[H^+][HCO_3^-]}{[CO_2]}$$

*K×係数を新たな定数Kaとして表現

という関係となる．

体液にはこの関係があることを示したのが，Henderson である．当時，CO_2 濃度は測定可能で，H^+ 濃度も測定可能であった．この式により，体液の H^+ 濃度は，CO_2 と HCO_3^- の比で規定されることを示したのである（H^+ を左辺に移動して式を変形）．

$$[H^+] = Ka \times \frac{[CO_2]}{[HCO_3^-]}$$

これが，Henderson の式である．ポイントは——水素イオン濃度 $[H^+]$ を CO_2 と HCO_3^- の比で示した——である．このときは，水素イオン濃度 $[H^+]$ そのもので表現されていて，pH では表現されていなかった．

Hasselbalch は，Henderson の式の $[CO_2]$（CO_2 濃度）を pCO_2（血中 CO_2 分圧）に置き換え，かつ水素イオン濃度 $[H^+]$ を pH で示した式を提唱した（図 4-3）．この式が現在の Henderson-Hasselbalch の式であり，そのときから，pH の変化の原因として代謝性と呼吸性（非代謝性）の考えかたが導入され，現代に至っている．したがって，「呼吸性…」，「代謝性…」というのは，意識するしないに関わらず，Henderson-Hasselbalch の式に従った判断である．

歴史の好きな人へ：Henderson-Hasselbalch の式の成立

1831 年
コレラで亡くなる人では，血中から炭酸塩（ソーダ）が喪失していた．

1880 年頃
尿毒症・糖尿病昏睡患者では，血液から二酸化炭素（CO_2）を失っていた．
この当時から 1950 年代までで，日常的に測定できたのは，CO_2 含量のみ．

1909 年
Henderson が質量作用の法則を炭酸に当てはめる．

$$[H^+] = Ka \times \frac{[CO_2]}{[HCO_3^-]} \quad \text{(前掲の式です)}$$

Henderson

B．質量作用の法則（law of mass action）

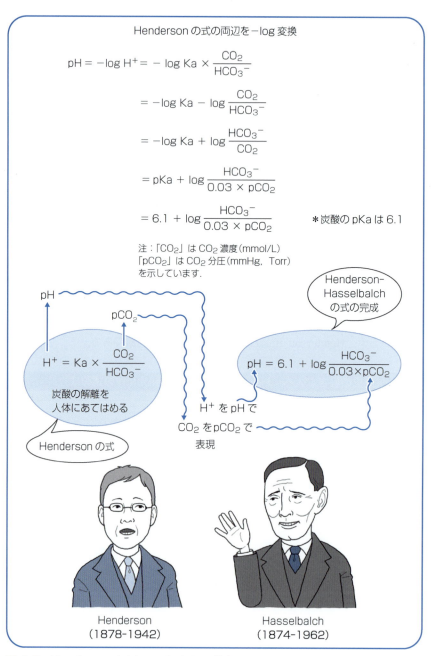

図 4-3 Henderson と Hasselbalch の仕事

この式（Hendersonの式）は，水素イオン濃度 [H$^+$] が，HCO$_3^-$ と CO$_2$ の比で決まることを提唱した歴史的な式である．

1909年

H$^+$ 濃度を対数で表す方法が報告される．H$^+$ 濃度をそのまま表すのは煩雑であるため，H$^+$ 濃度の逆数の対数で濃度を表現する pH が使われ始める（☞1章）．

$$\log \frac{1}{[\mathrm{H}^+]} = \mathrm{pH}$$

1912年

pH 電極が開発され，Hasselbalch が血漿 pH の実測を繰り返した結果，血中 CO$_2$ 分圧（pCO$_2$）による血漿の pH への影響——呼吸性調節——の存在を認識する．

1916年

Hasselbalch が Henderson の式に，CO$_2$ 濃度を表すために CO$_2$ 分圧（pCO$_2$）を導入するとともに，H$^+$ 濃度を pH で示す．「溶液に溶ける気体の濃度（モル数）は，その気体の分圧に比例する」（これを Henry の法則という）ので，Henderson の式の CO$_2$ 濃度 [CO$_2$] は，pCO$_2$ から計算できたのである．

$$[\mathrm{H}^+] = K_a \times \frac{\mathrm{SCO_2} \times \mathrm{pCO_2}}{[\mathrm{HCO_3^-}]}$$

（H$^+$ を pH で）（CO$_2$ を pCO$_2$ で）

Hasselbalch

*SCO$_2$：solubility coefficient，溶解係数．CO$_2$ の溶解係数は 0.03．溶解係数に分圧を掛けると濃度が計算できる．

両辺の逆数の対数（H$^+$ 濃度の逆数の対数が pH）をとり，Henderson-Hasselbalch の式が完成（図4-3）．

B．質量作用の法則（law of mass action）

両辺の逆数の対数をとる

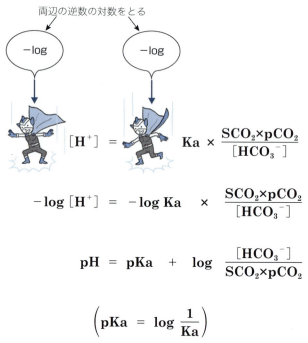

$$[H^+] = Ka \times \frac{SCO_2 \times pCO_2}{[HCO_3^-]}$$

$$-\log[H^+] = -\log Ka \times \frac{SCO_2 \times pCO_2}{[HCO_3^-]}$$

$$pH = pKa + \log \frac{[HCO_3^-]}{SCO_2 \times pCO_2}$$

$$\left(pKa = \log \frac{1}{Ka} \right)$$

現在に至る.

$$pH = 6.1 + \log \frac{[HCO_3^-]}{0.03 \times pCO_2}$$

*炭酸の pKa は 6.1

Henderson　　Hasselbalch

Stewart 登場 (SID 門)   5

――電気的中性から水素イオン濃度を考える

後輩（以下 後） 酸塩基平衡を読むには，pH で酸血症（アシデミア）か，アルカリ血症（アルカレミア）か，正常かをまず判断するのですよね（☞ 3 章）．

先輩（以下 先） そうです，正門や玄関から入る場合は，まず○○ミアを判断してから，CO_2 と HCO_3^- を加味して酸塩基平衡障害を判断します．でも，通用門とか裏門，お勝手口から入ると，そうでもないのですね．

後 pH を見なくても分かる場合がある？

先 ええ，電解質異常やアルブミン濃度の異常による酸塩基平衡障害では，pH がなくても代謝性の障害の判断ができます（Fencl V, et al: Am J Respir Crit Care Med **162**: 2246-2251, 2000）．

後 ヒェー，聞いたことありません．教えてください！

先 pH そのものの値は不明でも，他の電解質やアルブミンのイオン濃度で，水素イオン（H^+）の増減を推定してしまうのです．ところで，H^+ の増減を起こす病態と○○シスの関係はどうなっていますか？

後 H^+ が増えようとする病態がアシドーシス，減ろうとする病態がアルカローシスです．

先 陽イオンの総和と陰イオンの総和は±ゼロになるのですけど，この現象を電気的中性といいます．H^+ は陽イオンです．電気的中性の性質を利用して，強イオン差なる値を計算し，H^+ 濃度の変化を推定するのです．

後 学生レベルではないですよね．

先 ……ですね．今のところ，国試レベルではないですね．でも ICU や救急を回るときには，非常に役立つと思います（Seifter JL: N Engl J Med **371**:

1821-1831, 2014）．

　電気的中性の性質を用いた酸塩基平衡の読みかた・考えかたを，Stewartアプローチ，Stewartモデル，Stewart法，physicochemical approach（物理化学的アプローチ），SID（strong ion difference）法，強イオン差を用いた方法などと呼ぶが，電気的中性に基づいて考えるという点ですべて同じ意味である．本章では，Stewartアプローチを理解するためのイメージ作りを行いたい．「基礎」というのは，ムズカシイとかヤヤコシイというイメージになりがちだが，図を追いながら，ゆっくり行ったり来たりしていただければありがたい．まずは，概念的に強イオン差を理解していただければ幸いである．なお，代謝性の酸塩基平衡障害に対する具体的なStewartアプローチによる解釈やStewartアプローチを用いた読みかたについては，11・13・14・17章で述べる．

A　HCO_3^-/pCO_2 比以外でもpHは計算できる

　HendersonとHasselbalchによるpHとpCO_2とHCO_3^-の関係式で，pHの値そのものは，HCO_3^-/pCO_2の比で決まることは事実であり，今後もそうだろう．しかし，酸塩基平衡障害の原因や過程を考える場合，代謝性の障害について，一番最初の原因としてHCO_3^-/pCO_2の比の変化では説明しにくいケースもある．つまり，HCO_3^-の変化は原因というより結果（指標）で，pHの値を計算するための指標と考えた方がよい．言い換えると，H_2CO_3（炭酸）以外の別の物質（RH）を用いてもpHの計算はできる．

　例えば，RH → R^- + H^+に電離する物質があったとすると，以下の関係が化学的に事実である．

$$pH = pK + \log \frac{R^-}{RH}$$

　pKは，R^-とRHの濃度が1：1になるときのpHで，その物質（RH）で固有の値である．例えば，R_1H，R_2H，R_3Hという3種類の物質が血液中にあったとして，それぞれのpKがpK_1，pK_2，pK_3とすると，血液pHとの関係は，

$$pH = pK_1 + \log \frac{R_1^-}{R_1H} = pK_2 + \log \frac{R_2^-}{R_2H} = pK_3 + \log \frac{R_3^-}{R_3H}$$

という関係にある.
　つまり，RH および R⁻ の濃度が分かれば，その血液の pH は，おのずと計算できる（RH の pK は定数で各物質ごとに違う）．問題は RH として，どの物質を用いるかである．この RH に対して，H_2CO_3 を当てはめたのが Henderson である（☞ 4 章）．

$$H_2CO_3 \rightarrow HCO_3^- + H^+$$

$$pH = pK + \log \frac{HCO_3^-}{H_2CO_3}$$

　Hasselbalch は H_2CO_3 を計算するために pCO_2（血中 CO_2 分圧）を導入し，$H_2CO_3 = 0.03 \times pCO_2$ でこの式を実用化したことを前章で述べた（☞ 4 章）．
　pH の算出は，H_2CO_3 以外の物質を用いてもよいのだが，この 100 年間，RH として H_2CO_3 が使用されてきて定着しているので，HCO_3^- の変化そのものが酸塩基平衡障害の原因と考える雰囲気がある．しかし，HCO_3^- は，pH が変化する直接的原因を表しているというより，pH を計算するための指標と考える方がよい．HCO_3^- が変化する前に変化するものがあれば，それが直接的原因である．
　Stewart は HCO_3^- が変化する原因として，電解質の濃度変化の存在を指摘し，酸塩基平衡の解釈に電気的中性の考えかたを導入した（図 5-1）．つまり，HCO_3^- が変化する前に，電解質変化（Na^+，Cl^- 濃度の変化）が最初に起こる酸塩基平衡障害がある（☞ 11 章）．

B　電解質濃度は H^+ に影響を与える

　体液の陽イオンの総和と陰イオンの総和は同じである．液体中のプラスイオンの電荷の総和とマイナスイオンの電荷の総和は等しい．つまり，プラスマイナス差し引きゼロで，この状態を電気的中性という．イオンの種類に関係なく，陰イオンの総和と陽イオンの総和は等しいという，大原則がある（図 5-2）．この関

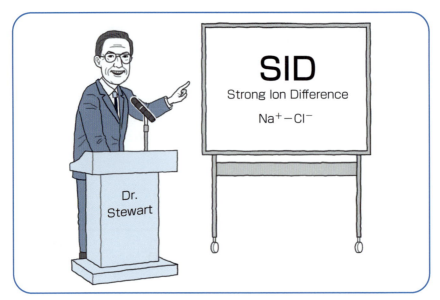

図 5-1　Dr. Stewart 登場（1982 年）

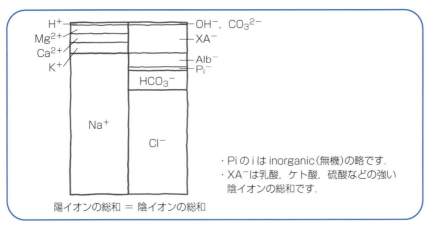

図 5-2　高さの等しい棒グラフ

係がなぜ重要なのか？ H^+ が入っているからである．化学式が出てきてヤヤコシそうに見えるが，ゆっくり見ていただければ分かるので，食わず嫌いにならないでほしい．

⚖️ 図5-2を式にすると

Na^+, K^+, Ca^{2+}, Mg^{2+}, H^+…などなど

陽イオンの総和 ＝ 陰イオンの総和

Cl^-, HCO_3^-, Alb^-, Pi^-, XA^-, OH^-, CO_3^{2-}…などなど

※Alb^-：イオン化したアルブミン，Pi^-：無機リンを含むリン酸イオン（HPO_4^{2-}, $NaHPO_4^-$, $H_2PO_4^-$ など）の総和．XA^-：測定されない強陰イオン（乳酸，ケト酸，硫酸，尿毒症性酸…など）の総和

陽イオンの総和 ＝ 陰イオンの総和

$$Na^+ + K^+ + Ca^{2+} + Mg^{2+} + H^+ = Cl^- + HCO_3^- + Alb^- + Pi^- + XA^- + CO_3^{2-} + OH^-$$

この式から考えると，水素イオン濃度 H^+ が計算できそうである．

H^+ は，左辺を右辺に移動すると（式を追ってください）計算できる（もし右辺のすべての項目が測定できれば）．

$$H^+ = Cl^- + HCO_3^- + Alb^- + Pi^- + XA^- + CO_3^{2-} + OH^- - Na^+ - K^+ - Ca^{2+} - Mg^{2+}$$

しかし，このうち検査で測定できるのは HCO_3^-，Alb^-［イオン化したアルブミン；アルブミン濃度（g/dL）に係数をかけて計算］，Pi^-［イオン化した無機リン；無機リン濃度（mg/dL, mmol/L）に係数をかけて計算］，Na^+, K^+, Ca^{2+}, Mg^{2+}, Cl^- であるが，これらはミリ単位（mEq）であり，ナノ（ミリの100万分の1）単位（nEq）の H^+（nEq, nmol）を算出するには，100万倍の単位差と測定誤差を考えると実際には難しく，現実的ではない．しかし，H^+ が電解質濃度とイオン化した蛋白質（Alb^-）の影響を受けることは納得できる．

水素イオン濃度は，電解質バランスの影響を受ける

水素イオン濃度 H^+ は，電解質濃度 Na^+ の 30 万倍薄い．したがって，上述の式で電解質濃度の測定値を用いて，H^+ を計算するのは，誤差が大きすぎて不可能である．しかし，電解質濃度により H^+ が影響を受ける関係は分かる．

メモ Na^+ と H^+ は陽イオンという意味では仲間ですが，数が違います

Na^+ 濃度の基準値は 140 mEq（mmol）付近であり，H^+ 濃度の基準値は 40 nEq（nmol）であり，単位が違う．Na^+ が 30 万倍以上多い．Na^+ は体液中では，すべてイオンの形で Na^+ として存在しているが，その役割は体液の浸透圧の調節である．一方，細胞機能や，酵素活性などの生体機能は適切な H^+ 濃度の下で担われるので，pH の値を正常に保つことが臨床では重要である．

H^+ の数は，Na^+ や K^+ に比べると無視できるほど少ないが，細胞機能や酵素活性に影響するという点で重要である．

しかし，電気的中性の原則から考えると，陽イオンの総和のメンバーとして Na^+ も H^+ も含まれているが，Na^+ が最大多数で，以下 K^+ が続き，Ca^{2+}，Mg^{2+} と少なくなっていき，数としては H^+ は 30 万分の 1 とかなりの少数派である．グラフにすると，nmol（nEq）や μmol（μEq）単位のイオンは，表面的には消えてしまう（図 5-3）．しかし，その少数派の濃度は，多数派の影響を深く受けていることを知ってほしい．

C 強いイオンとは？ Na^+ vs. H^+；Cl^- vs. HCO_3^-

「強いものには巻かれろ」というが（図 5-5），イオンの世界でも，強いイオンが弱いイオンに影響を与える．逆に弱いイオンが変化しても強いイオンの変化への影響は少ない．強いイオンとは何か？ 具体的には，Na^+，K^+，Ca^{2+}，Mg^{2+}，Cl^- などの電解質イオンである．これらの物質は，ほとんど解離した状態で存在するという意味で「強い」のである．Na^+ は Na^+ のままで，Cl^- は Cl^- のままである．さらに，乳酸やケト酸のような酸は 99.9％以上解離していて，ほとんど

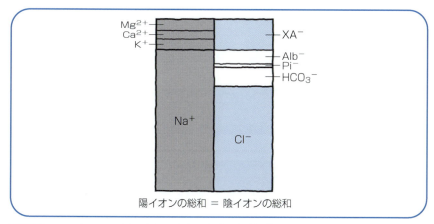

図 5-3　nmol，μmol レベルのイオンを除いた棒グラフ

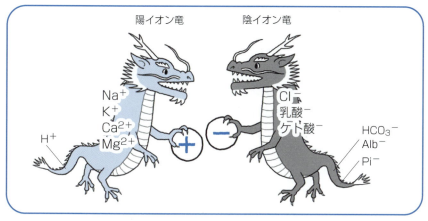

図 5-4　陽イオン竜と陰イオン竜（弱いイオンは尻尾で小さくなっています）

常にイオンの状態であるため，これらの酸性陰イオンは強い陰イオンである．つまり解離定数の高い物質のイオンは，強いイオンといえる．

　一方，H^+ や HCO_3^- は $H^+ + HCO_3^- \to H_2CO_3 \to CO_2 + H_2O$ のように反応し，変化するので，「Na^+ や Cl^- のようにそのままの形で居続けることができない」という意味で，「弱い」イオンである．Na^+，K^+，Ca^{2+}，Mg^{2+} は強い陽イオンであり，H^+ は弱い陽イオンである．Cl^- は強い陰イオンである（**図 5-4**）．HCO_3^-，Alb^-，Pi^- は弱い陰イオンである．

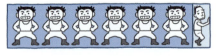

図 5-5　弱い者は強い者の影響を受ける

1 強イオン差（strong ion difference：SID）

　強い陽イオン（Na^+, K^+, Mg^{2+}, Ca^{2+}）と強い陰イオン（Cl^-, XA^-）の電荷を比べると，強い陽イオンの電荷の方が多い（図 5-3）．そこでまず，新たな用語を紹介したい．強い陽イオンと強い陰イオンの差を強イオン差（strong ion difference：SID）という．強イオン差とは，強い陽イオンを強い陰イオンで相殺した残りの強イオン濃度で，強い陽イオンの相対的な勢力を表している．

　図 5-5 は強い者の勢力によって弱者が影響を受けている勢力図であるが，これを陽イオンの世界に当てはめてイメージしてみたい．強イオン差は強い陽イオンの相対的勢力を表していて，この強い勢力により，弱い陽イオンである H^+ が影響を受けてしまうのである（図 5-6）．つまり，強イオン差が大きいと弱い陽イオンである H^+ は押しやられ，H^+ 濃度が少なくなる状況——アルカローシスの方向——となる．逆に強イオン差が小さいと H^+ 濃度が多くなる状況——アシドーシスの方向——となる．

　そこで，強イオン差の増減により，アシドーシス・正常・アルカローシスを判断できそうだが，注意すべきは，強イオン差そのものの値で pH の値を計算するわけではない点である．強イオン差の大小により，電解質や酸の異常による，代謝性アシドーシス・アルカローシスの存在とその原因を推定するのである．pHの値そのものは，Henderson-Hasselbalch の式で求められる．

　次に問題となるのは，具体的にどのようにして強イオン差の値を計算するかである．

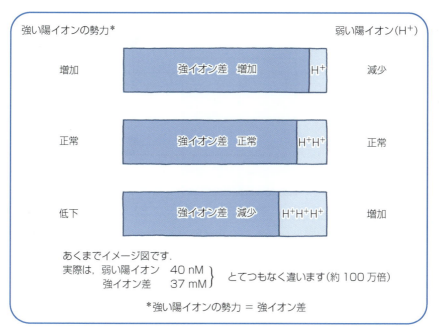

図 5-6 強イオン差と水素イオン濃度

2 強イオン差の求めかた

図 5-7 を見てほしい．強いイオンと弱いイオンの間には，強い陽イオンと強い陰イオンの差を弱い陰イオンで埋めているという関係がある（図 5-7）．強い陽イオンと強い陰イオンの差を強イオン差（SID）という．強イオン差が大きければ，そこを埋める弱い陰イオンは増える．強イオン差が小さければ，そこを埋める弱い陰イオンは減少する（図 5-8）．

強イオン差を埋める陰イオンは，HCO_3^-，Alb^-，Pi^- である．この中で，最もフレキシブルなのは HCO_3^- である．

強い陽イオン（Na^+，K^+，Ca^{2+}，Mg^{2+}）の総和は強い陰イオン（Cl^-，XA^-）の総和より多い．例えば，強い陽イオンが 35 mEq 多い場合，この 35 mEq 分の陽イオンと釣り合う陰イオンは，HCO_3^-，Alb^-，Pi^-，その他の弱い陰イオンである．言い換えると，強い陽イオンと強い陰イオンの電荷の差を弱い陰イオン（HCO_3^-，Alb^-，Pi^-）が埋めている（図 5-7）．

C．強いイオンとは？ Na^+ vs. H^+；Cl^- vs. HCO_3^-

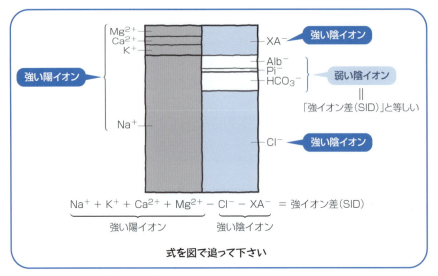

図 5-7 強イオン差の差し引き

a. 強イオン差の具体的計算式

　強い陽イオンと強い陰イオンの差（強イオン差）を求めるには，実際に強い陽イオンと強い陰イオンを使用して計算することになるが，XA^-（乳酸などの強酸の陰イオンの総和）は日常測定していないので，強いイオンの実測値を用いて正確に計算するのは実際のところ難しい．しかし，幸いなことに<u>強イオン差は，数値の分かる弱い陰イオンで逆算できる</u>（**図 5-7** を再度見てください）．つまり，「強イオン差」の計算は，$HCO_3^- + Alb^- + Pi^-$ で逆算する．

　一方，**図 5-7** のように XA^- と $K^+ + Ca^{2+} + Mg^{2+}$ の値が等しければ，強イオン差は $Na^+ - Cl^-$ と等しい．これは酸（XA^-）の増加のない場合である．つまり，酸の増加がないとはっきりしている場合は，$Na^+ - Cl^-$ で強イオン差を計算できる．

メモ　XA^- の求めかた

　酸$^-$（XA^-）は実測しないが，以下の式で計算できる（**図 5-7** を見ながら式を追ってください）．

$$XA^- = Na^+ + K^+ + Ca^{2+} + Mg^{2+} - Cl^- - Alb^- - Pi^- - HCO_3^-$$

したがって，右辺のイオン濃度がすべて分かれば XA⁻ は計算できる．しかし，ベッドサイドでは暗算で簡単に計算したいので，項目の多いこの式で XA⁻ を計算し，増減を判断するのは煩雑である．一方，Na⁺−Cl⁻ と HCO₃⁻＋Alb⁻＋Pi⁻ (なお腎不全がなければ Pi⁻ は 2 または 3 として概算する) の計算は比較的たやすい．そこで，後述する⊿XA (**図 5-10**) が登場するのである．

なお参考までに書いておくと，Fencl らの論文 (Am J Respir Crit Care Med 162: 2246-2251, 2000) によると，健常者の XA⁻ は 8±2 (mean±SD) mEq/L となっている．

強イオン差 (SID) ＝ HCO₃⁻＋Alb⁻＋Pi⁻

強イオン差の値そのものは上の式で推定できるが，実際にこれを規定しているのは，強イオンである Na⁺＋K⁺＋Ca²⁺＋Mg²⁺−Cl⁻−XA⁻ であり，HCO₃⁻＋Alb⁻＋Pi⁻ の値そのものは結果である (**図 5-7**)．XA⁻ (酸⁻) の増加がない場合，K⁺＋Ca²⁺＋Mg²⁺ の値は XA⁻ とだいたい同じなので，Na⁺−Cl⁻ が強イオン差となり，

Na⁺− Cl⁻ ≒ HCO₃⁻＋Alb⁻＋Pi⁻

となる．

3 強イオン差と H⁺ の関係：Henderson-Hasselbalch の式から

pH の値そのものは，Henderson-Hasselbalch の式で，HCO₃⁻ と pCO₂ の比で決まる．そこで強イオン差と H⁺ の関係を Henderson-Hasselbalch の式から考えてみたい．

強イオン差 ＝ HCO₃⁻ ＋ Alb⁻ ＋ Pi⁻ の式を変形すると，

HCO₃⁻ ＝ 強イオン差 −（Alb⁻ ＋ Pi⁻） となる．
　　　　　　　　　　　　　　　Atot

*教科書などでは，Stewart アプローチでは，pH は pCO₂，強イオン差，Atot で決まると書いてあり，分かりにくかったのであるが，この Atot は弱い陰イオン（アルブミンとリン酸）の総和（Alb⁻＋Pi⁻）であり，非揮発性の弱酸である.「強イオン差と Atot により HCO₃⁻ が変化し，この HCO₃⁻ と pCO₂ で pH が決まる」ことを意味している.

この式の意味するところは，「HCO₃⁻ は，強イオン差，Alb⁻，Pi⁻ に連動する」——である．この式から言えることは（式を見ながら考えてください），
① 強イオン差が大きいと HCO₃⁻ は増加（Alb⁻，Pi⁻ 正常なら）→ アルカローシス
② Alb⁻ が低いと HCO₃⁻ は増加 → 低アルブミン血症がアルカローシスの原因となる
③ 強イオン差が小さいと HCO₃⁻ は減少（Alb⁻，Pi⁻ 正常なら）→ アシドーシス
④ Alb⁻ が高いと HCO₃⁻ は減少
⑤ Pi⁻ が高いと HCO₃⁻ は減少
⑥ Pi⁻ が低いと HCO₃⁻ は増加   である．

*Alb⁻ はイオン化したアルブミンであり，検査データではアルブミン濃度（g/dL）として得られるので，イオン化したアルブミン（Alb⁻）はアルブミン濃度（Alb）g/dL×2.8 で計算する．Pi⁻ は無機リンを含むリン酸イオン（HPO₄²⁻，NaHPO₄⁻，H₂PO₄⁻ など）の総和である．検査データでは無機リン（Pi）濃度（mg/dL または mmol/L）として得られるので，Pi⁻ は無機リン濃度（Pi）mg/dL×0.6 または（Pi）mmol/L×1.8 で計算する（Fencl V: Am J Respir Crit Care Med **162**: 2246-2251, 2000）.

　数値が低いため，現実的には⑥の影響は少ないが，腎不全になると⑤となり Pi⁻ 濃度が高くなるので，影響してくる.
　一般論として，単純な酸塩基平衡障害では，発症過程で HCO₃⁻ が増加する病態は代謝性アルカローシスであり，HCO₃⁻ が減少する病態は代謝性アシドーシスである．上述のように HCO₃⁻ は強イオン差（SID），Alb⁻，Pi⁻ と連動する．そこで強イオン差を評価することにより，代謝性のアシドーシス，アルカローシスを判断できるのである．言い換えると，強イオン差は電解質濃度の影響を受けるので，強イオン差の異常は電解質の異常による酸塩基平衡の異常を発見するのに役立つ．

D　中間まとめ：強イオン差の考えかた

先　ここで，中間のまとめをしたいと思います．

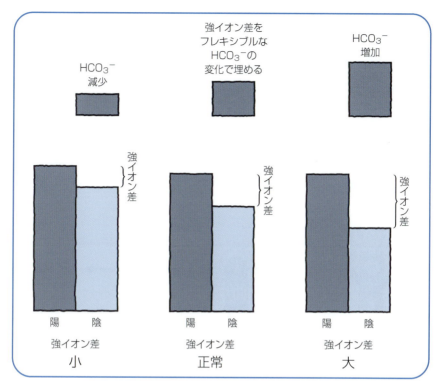

図 5-8 強イオン差を HCO_3^- が増減して埋めている

- 後 まず，陽イオンと陰イオンのそれぞれの電荷の総和は等しい——があります．
- 先 強陽イオンと強陰イオンの差が強イオン差です．そこで強イオン差と弱い陰イオンの関係はどうなっていたでしょうか（図 5-8）？
- 後 強イオン差が変化したときに，その差と釣り合うように，どこにでもある CO_2 と H_2O を使って弱い HCO_3^- がフレキシブルに変化して，その差を埋めています．
- 先 つまり，$CO_2 + H_2O \Leftrightarrow H_2CO_3 \Leftrightarrow H^+ + HCO_3^-$ は変幻自在といえ，フレキシブルでない強陽イオンと強陰イオンの差を埋める役割を担っているのですね．
- 後 強イオン差が増えれば H^+ が減り（図 5-6，図 5-9）HCO_3^- が増えて（図 5-8），強イオン差が減れば H^+ が増え（図 5-6，図 5-9）HCO_3^- が減って（図 5-8）対応します．
- 先 pH の値は HCO_3^-/pCO_2 で決まりますから，強イオン差の変化は pH の変

D．中間まとめ：強イオン差の考えかた

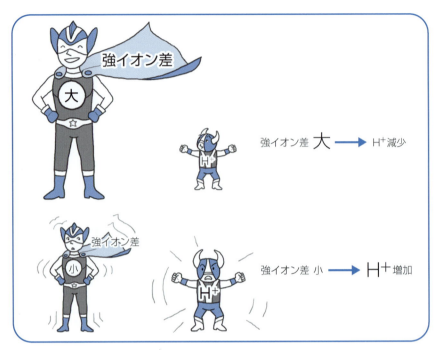

図 5-9 強イオン差マンと H^+ マン

化に影響するといえます．つまり，H^+ 濃度が変化します．強イオン差の値そのもので pH を計算するわけではありません．

傾向として

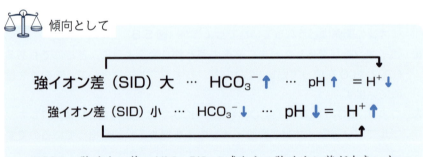

$HCO_3^- =$ 強イオン差 $- Alb^- - Pi^-$ の式から，強イオン差が大きいと，HCO_3^- が大きくなると説明した．HCO_3^- が増えると pH は上がる方向であるが，これは「H^+ が低下」と同じ意味である（図 5-9）．

Q. 質問コーナー

- (後) 低アルブミン血症になると強イオン差が低下し，アシドーシスになると思うのですが？
- (先) では，低アルブミン血症で強イオン差が正常または増加していたらどうでしょう．
- (後) HCO_3^- が高くなっていると思います．
- (先) だとすると，H^+ が低くなる方向（アルカローシス）ですね．
- (後) それは，そうですけど，強イオン差は小さくなると思います．
- (先) HCO_3^- が一定ならそうですね．しかし，HCO_3^- はフレキシブルなので，その値はアルブミンの値で変化してしまいます．HCO_3^- ＝強イオン差－Alb^-－Pi^- の式から考えると，アルブミンが低い場合は，HCO_3^- が高くなるのです．つまり HCO_3^- はアルブミンの影響を受けるわけです．
- (後) 代謝性アシドーシスがあって，低アルブミン血症がある場合は，低アルブミンによる代謝性アルカローシスが同時発生していると考えるのですね．

強イオン差↑ → H^+↓

強イオン差↓ → H^+↑

E 再び強イオン差の計算法：$Na^+ - Cl^-$ vs. $HCO_3^- + Alb^- + Pi^-$

1 $Na^+ - Cl^-$ による強イオン差（SID）

p50 で強イオン差の計算式について触れたが，再度考えてみたい．

図 5-7 と図 5-10（左図）は正常状態を示した同じ図であり，$K^+ + Ca^{2+} + Mg^{2+} ≒ XA^-$ である．K^+，Ca^{2+}，Mg^{2+} を Na^+ 以外の「その他の強陽イオン」，XA^- を Cl^- 以外の「その他の強陰イオン」と表現すると，強イオン差（SID）＝ Na^+ ＋ その他の強陽イオン － その他の強陰イオン － Cl^-（図 5-7，図 5-11）であり，変形すると

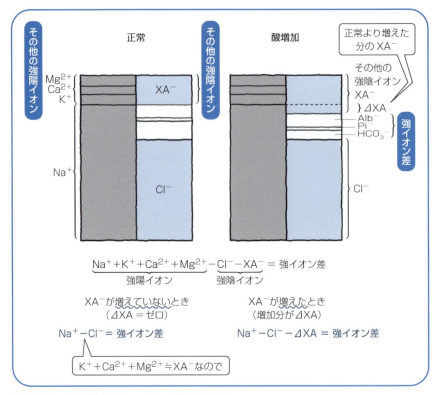

図 5-10　酸が増えてないとき，増えたとき
酸が増えると ⊿XA が出現する．

強イオン差（SID）= Na$^+$ − Cl$^-$ −（その他の強陰イオン−その他の強陽イオン）

　ここで図 5-7，図 5-10（左図）のように，その他の強陰イオン（XA$^-$）とその他の強陽イオン（K$^+$，Ca^{2+}，Mg^{2+}）の総電荷が等しかったら，どうなるか？（その他の強陰イオン−その他の強陽イオン）= ⊿XA は，ゼロとなる．
　つまり，

$$SID = Na^+ - Cl^-$$

となる．
　実は，偶然ではあるが，健常状態（酸の増加がない場合）ではこれがほぼ起こっている．その他の強陰イオン（XA$^-$）とその他の強陽イオン（K$^+$，Ca^{2+}，

Mg^{2+}）の総電荷が，ほぼ等しいのである（なお，等しいの定義は±2の差以内）．

一方で，$SID = HCO_3^- + Alb^- + Pi^-$ なので（前述），

> 酸の増加がなければ
> $$Na^+ - Cl^- ≒ HCO_3^- + Alb^- + Pi^- = 強イオン差（SID）$$

つまり，酸の増加がなければ $Na^+ - Cl^-$ が強イオン差となる．計算法を明確にするため，$Na^+ - Cl^-$ を「$Na^+ - Cl^-$ による強イオン差」と表現する．正常（酸が増加していない状態）では，「$Na^+ - Cl^-$ による強イオン差」は，「$HCO_3^- + Alb^- + Pi^-$ による強イオン差」と等しいのである．

Q. 質問コーナー

(後) $K^+ + Ca^{2+} + Mg^{2+} ≒ XA^-$ とみなすということですが，実際のところ具体的な数値はどうなのでしょうか？

(先) Fenclらの論文（Am J Respir Crit Care Med **162**: 2246-2251, 2000）のデータによると，健常者では，$XA^- = 8±2$（mean±SD）（平均値±標準偏差）mEq/L であり，K^+，Ca^{2+}，Mg^{2+} それぞれのデータの平均値を足した値を計算すると 10.3 mEq/L になっていますので，ほぼ等しいと見ていいと思います．通常，平均値と標準偏差を用いて基準値を設定する場合，mean±2SDを基準範囲としますので，ここでの XA^- 基準値は 4〜12 mEq/L となり，10.3 mEq/L はこの範囲内に入っています．

(後) 測定法で，値は若干違いますよね．

(先) 最近のイオン選択電極で測定したおおまかな基準値を用いて，$K^+ + Ca^{2+} + Mg^{2+}$ の電荷を概算してみます．例えば基準値 Ca^{2+} 1.2 mmol/L，Mg^{2+} 0.6 mmol/L，K^+ 4.0 mEq/L の場合，Ca^{2+} と Mg^{2+} は2価のイオンですので，電荷はそれぞれ 2.4 mEq/L，1.2 mEq/L となり，$K^+ + Ca^{2+} + Mg^{2+} = 4 + 2.4 + 1.2 = 7.6$ mEq/L となります．これが XA^- とだいたい同じような値となるはずなのです．この値は，上述の 4〜12 mEq/L の範囲内に入っています．

ではここで，健常な人のデータを見て確認したい．

pH   7.40
pCO_2 40 mmHg
pO_2 90 mmHg
HCO_3^- 24 mEq/L
BE   0 mEq/L
Lactate   9 mg/dL（1 mmol/L）

Na^+ 140 mEq/L
K^+ 4.0 mEq/L
Cl^- 104 mEq/L
Pi   3.0 mg/dL（→ Pi^- にすると $3 \times 0.6 = 1.8$ mEq/L）
Alb   4.0 g/dL（→ Alb^- にすると $4.0 \times 2.8 = 11.2$ mEq/L）

🧂 $Na^+ - Cl^-$ による SID ＝ $Na^+ - Cl^- = 140 - 104 = 36$

> 差が2以内なので等しいとみなす

🧂 $HCO_3^- + Alb^- + Pi^-$ による SID ＝ $HCO_3^- + Alb^- + Pi^- = 24 + 11.2 + 1.8 = 37$
＊SID の具体的な計算法［Alb（g/dL）と Pi（mg/dL）のイオン濃度への換算］については，本章の F（☞ p60）を参照してください．

2 SID と SID ギャップ（＝⊿XA）

(後) 強イオン差（SID）を計算して，増加していれば代謝性アルカローシス，減少していれば代謝性アシドーシスですよね？

(先) そうです．

(後) SID でアルカローシス，アシドーシスの判断をした後はどうなるのでしょうか？

(先) まず，Na^+ と Cl^- を見て，その増減で電解質異常による原因を判断します（☞表14-1）．同時に，その他の強陰イオン（酸のことです）の増加の判断をします．ところで，「$Na^+ - Cl^-$ による強イオン差」と「$HCO_3^- + Alb^- + Pi^-$ による強イオン差」の関係はどうなっているでしょうか？

(後) 正常なら（酸が増えていなければ）ほぼ等しいです．

(先) では，等しくなければ？

(後) 正常ではない．

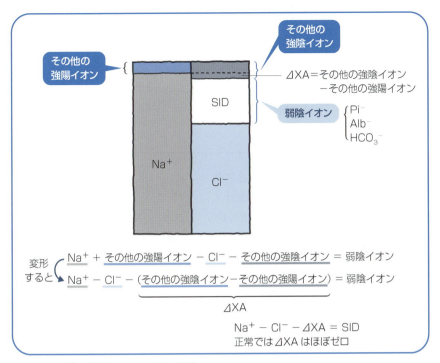

図 5-11 酸の増加により ΔXA 出現

- 先 そうですね．なので，酸が増えているか，減っている——ということです．
- 後 正常では，酸は最低限になっていますよね．
- 先 そこで，酸の異常は増えるパターンがほとんどです．
- 後 言い換えると，酸が増えていると $Na^+ - Cl^- > HCO_3^- + Alb^- + Pi^-$ になっていると……（図 5-11）（☞ 11 章）．
- 先 そうです．
- 後 ですから，酸の増加を診るために，「$Na^+ - Cl^-$」と「$HCO_3^- + Alb^- + Pi^-$」の双方を計算し，比べるのがよいと思います．
- 先 はい．そして，その差をムズカシイ言葉でいうと SID ギャップ（☞ 11 章 C），または ΔXA と名付けているのです（図 5-10 の右図，図 5-11）（☞ 11 章 C）．$ΔXA = (Na^+ - Cl^-) - (HCO_3^- + Alb^- + Pi^-)$
- 後 ΔXA（SID ギャップ）と AG（低アルブミンのときは補正 AG）との関係はどうなっているのでしょうか．
- 先 SID ギャップ（ΔXA）がある（上昇している）ときは，AG も上昇している

E．再び強イオン差の計算法：$Na^+ - Cl^-$ vs. $HCO_3^- + Alb^- + Pi^-$

はずです．

㊙ 分かりました．双方とも酸の増加を診る指標なのですね．

F　SIDの計算法の実際

では，SIDの実際の計算法を見てみる．具体的には，血液生化学検査で得られるアルブミン濃度（Alb(g/dL)）と無機リン濃度（Pi (mg/dLまたはmmol/L)）の数値にそれぞれ係数を掛けてイオン化したAlb$^-$ (mEq/L)，Pi$^-$ (HPO_4^{2-}，$NaHPO_4^-$，$H_2PO_4^-$の電荷の総和)(mEq/L) を求め，SIDを計算する (Fencl V, et al: Am J Respir Crit Care Med **162**: 2246-2251, 2000)．Alb (g/dL) と Pi (mg/dL) は，それぞれ2.8と0.6（Piの単位がmmol/Lのときは1.8）を掛けるとその電荷が分かる．

> **メモ**　SID計算のためのAlb$^-$，Pi$^-$
>
> SIDはイオン濃度で計算する．HCO_3^-はmEq/Lで得られるので，その値を直接使用できるが，アルブミン濃度（Alb）の単位はg/dLなので，イオン化したAlb$^-$ (mEq/L) の値にするには換算しなければならない．このため，イオン化したAlb$^-$ (mEq/L) は，Alb (g/dL)×2.8で計算する．同様に，無機リン濃度（Pi）の検査値の単位がmg/dLなら，Pi (mg/dL)×0.6の値を無機リンを含むリン酸イオンの電荷の総和Pi$^-$ (mEq/L) として使う．Piの単位がmmol/Lなら，Pi (mmol/L)×1.8をPi$^-$ (mEq/L) として使う．Piの基準値は2.5〜4.5 mg/dLなので，Pi$^-$は例えば3.0×0.6＝1.8 mEq/Lや4.5×0.6＝2.7 mEq/Lになる．数値としては小さい．そこでPiの測定値がない場合，Pi$^-$は2 or 3 mEq/Lとして概算する．

SID ＝ HCO_3^- ＋2.8×Alb (g/dL) ＋0.6×Pi (mg/dL)
　　　　　　　　　　　　　　　または 1.8×Pi (mmol/L)

例えば
HCO_3^- 24 mEq/L，Alb 4.0 g/dL，Pi 3.0 mg/dL
SID＝24＋2.8×4.0＋0.6×3.0＝37

実臨床では，Pi値をいつも測るわけではないので，Piの測定値がない場合は，SIDの計算にはPi$^-$を2 or 3 mEq/Lとして計算する．ただし，腎機能低下ではPi値が上昇するので，実測した方がよい．

> **メモ** dilution acidosisの考えかた
>
> 例えば，従来のdilution acidosis．生理食塩液を2L入れると，代謝性アシドーシスが発生するのであるが，この説明としては，古典的に，①HCO$_3^-$の入っていない液を入れるため，HCO$_3^-$が薄まり，濃度が低下してpHが下がるとされてきた．一方，電気的中性の考えかたでは，②生理食塩液を入れると「最初にNa$^+$とCl$^-$の濃度差が変化し，続いてH$^+$とHCO$_3^-$が連動して変化する」と考える．
>
> 生理食塩液は，Na$^+$（154 mEq/L）とCl$^-$（154 mEq/L）の濃度が同じである．生理食塩液を健常者（Na$^+$ 140 mEq/L，Cl$^-$ 104 mEq/L）に輸液すると血漿Na$^+$濃度，Cl$^-$濃度の双方が上昇するが，Cl$^-$濃度の上昇が大きい．結果として，生理食塩液を入れると「血漿のNa$^+$とCl$^-$の濃度差」が低下する（☞図11-11）．つまり，「Na$^+$−Cl$^-$による強イオン差」が低下する．強イオン差が低下し，Cl$^-$が上昇している場合，高Cl血症による代謝性アシドーシスと即断できる（☞表14-1，図16-5）．つまり，従来のdilution acidosisは，高Cl性アシドーシスと考えた方がよいというのが最近の見解である．なおdilutionとdilutionalの違いについては，13章の最後を参照されたい．

1 Na$^+$−Cl$^-$の考えかた（16章と関係あり）

酸の増加がない場合，Na$^+$−Cl$^-$ ≒ HCO$_3^-$ + Alb$^-$ + Pi$^-$がほぼ成り立ち，この値が強イオン差（SID）となる．つまり，酸の増加がない状況でNa$^+$−Cl$^-$が上昇または低下していれば，電解質の異常による酸塩基平衡障害の存在を疑うことができる．では，健常な人のSIDの値はどれくらいだろうか（☞次頁メモ）．

> **メモ** SIDの目安：具体的数値
>
> SIDが，増加ならアルカローシス，減少ならアシドーシスと判断することになるが，文献や書籍によって基準値が若干異なっている．
> - 「ミラー麻酔科学」によると強イオン差の値は40～44 mEq/L となっている．
> - Fencl の論文（Am J Respir Crit Care Med **162**: 2246-2251, 2000）では，39±1 [平均値±標準偏差（SD）]（範囲にするなら，平均±2 SD となり 37～41）mEq/L である．
> - Story らは 38 mEq/L という数値を提唱している．この値は，健常者の血清 Na^+ と Cl^- の基準値 Na^+ 140 mEq/L，Cl^- 102 mEq/L を用いた値で，$Na^+-Cl^-=38$ mEq/L に由来している（Story DA, et al: Br J Anaesth **92**: 54-60, 2004）．
> - 酸の増加がない場合は，Na^+-Cl^- の値が SID の目安になるので，各施設の Na^+ と Cl^- の基準値によって，SID の基準値は多少異なる．Na^+ 140 mEq/L，Cl^- 100 mEq/L が基準値なら，Na^+-Cl^- の目安は 140−100=40 mEq/L となる．Na^+ の基準値が 140 mEq/L，Cl^- の基準値が 104 mEq/L なら，Na^+-Cl^- の目安は 140−104=36 mEq/L となる．
> - 本書では AG（$=Na^+-Cl^--HCO_3^-$）の基準値は 12 mEq/L，HCO_3^- の基準値は 24 mEq/L としているので，これらから考えると Na^+-Cl^- は 36 mEq/L となり，覚え方の参考にはなる．
> - 基準値を HCO_3^- 24 mEq/L，アルブミン（Alb）4.5 g/dL，無機リン（Pi）3.0 mg/dL とするなら，24+4.5×2.8+3.0×0.6=24+12.6+1.8=38.4 mEq/L が SID の目安となる．Alb の基準値を 4.0 g/dL にするなら，37 mEq/L になる．

　一般論として，基準値が範囲で示されている場合は，その範囲の下限より低ければ減少で，その範囲の上限を超えていれば増加である．基準値が平均値±標準偏差（SD）で示されている場合，平均±2 SD の範囲を超えたら異常と判断することが多いが，境界線の値の場合に若干迷うのである．目安として，SID については，基準値との差が 2 以内なら変化なし，2～4 ならグレー，4（or 5）以上なら確実に変化ありとしてよい．例えば，基準値が 38 なら，36～40 なら確実に正常で，<34（33）または 42（43）<なら確実に異常である．その中間はグレーである．

　酸の増加がないとはっきりしている場合，Na^+-Cl^- と $HCO_3^-+Alb^-+Pi^-$ が同じような値となるので，Na^+-Cl^- で強イオン差が即計算できることになり便利である（上述のように，その基準値はその施設の Na^+ と Cl^- の基準値によって若干異なる）．一方，酸の増加がある場合は，Na^+-Cl^- の値のみで判断することは難しい．例えば 17 章の例 5 では，Na^+-Cl^- が高いので低 Cl 血症による

アルカローシスがあると判断したくなりそうだが，これは酸の増加がなければの話である．この症例では，$HCO_3^- + Alb^- + Pi^-$ による SID が低く SID ギャップ（ΔXA）が存在するので酸の増加が分かる．AG が高いことも酸の増加を示している．したがって，$Na^+ - Cl^-$ は高いが，この値から電解質異常によるアルカローシスがあるとは断言できない．$HCO_3^- + Alb^- + Pi^-$ による SID を計算する必要がある．

G まとめ

　電気的中性の考えかたを取り入れて，強イオン差を計算し，酸塩基平衡を解釈する方法を Stewart アプローチ（電気的中性に基づいた方法）と呼んでいる（☞図 3-3）．具体的には，①「$HCO_3^- + Alb^- + Pi^-$ による SID（強イオン差）」を計算し，代謝性の酸塩基平衡障害（SID が大きければアルカローシス，小さければアシドーシス）の存在を判定し（具体的基準は☞表 14-1），次に② SID が変化した原因を Na^+，Cl^- から考え，③「$Na^+ - Cl^-$ による SID」を計算し，④双方を比べて測定できない酸の増加（XA^- の増加＝ΔXA，SID ギャップ）を推定し（③＞①となる），⑤高低 Alb，高 Pi の影響も忘れることなく評価し，酸塩基平衡障害の原因を考える（☞ 14 章）．具体的には 14・17 章で述べる．

　実際の pH そのものの数値は Henderson-Hasselbalch の式で HCO_3^-/pCO_2 の比で算出される．この式から，分母が変化したか，分子が変化したかで，呼吸性・代謝性に分けることができるが（☞ 7 章）（Berend K, et al: N Engl J Med **371**: 1434-1445, 2014），代謝性については，電気的中性の考えかた（Stewart アプローチ）を併用すると，電解質異常による酸塩基平衡障害を原因を含めて比較的簡単に判断，説明できる（☞ 14 章）（Fencl V, et al: Am J Respir Crit Care Med **162**: 2246-2251, 2000）．

　さらに，強イオン差で説明すると，酸塩基平衡障害の発生の仕組みが分かりやすくなる例が結構ある［生理食塩液輸液（☞ 11・14 章）・高 Cl 血症（☞ 11 章）によるアシドーシス，下痢によるアシドーシス・アルカローシス（☞ 11 章），低 Cl 血症・慢性低換気後・嘔吐・利尿薬によるアルカローシス（☞ 13 章）］（Seifter JL: N Engl J Med **371**: 1821-1831, 2014）．

H 繰り返しになりますが

- 後 でも，H^+ の値は，HCO_3^-/pCO_2 の比で決まるのですよね．
- 先 そうです．$HCO_3^- =$ 強イオン差 $- Alb^- - Pi^-$ の式から考えると，強イオン差が大きくなると HCO_3^- が大きくなるという関係になっています．
- 後 強イオン差増加 ➡ 弱い陰イオン増加 ➡ 最もフレキシブルな HCO_3^- の増加で対応 ➡ HCO_3^- の増加は pH の上昇 ➡ pH の上昇は H^+ の低下という流れですね．
- 先 ですから，概念的に，強イオン差が大きいと H^+ は低下，強イオン差が小さいと H^+ は上昇と判断できるのです．
- 後 とすると，強イオン差を決める強イオン（Na^+, K^+, Ca^{2+}, Mg^{2+}, Cl^-, XA^- など）が HCO_3^- に影響することになりますので，HCO_3^- は pH を決める値ではありますが，一番最初の原因では必ずしもない――と考えるのでしょうか？
- 先 そう．つまり，電解質異常が酸塩基平衡障害の原因となり，HCO_3^- に影響するわけです（Seifter JL: N Engl J Med **371**: 1821–1831, 2014）．
- 後 意外です．知りませんでした．そういう考えかたは，広がっているのですか．
- 先 今後，若手の先生方から，確実に浸透していくと思います．

強イオン差大 ➡ 代謝性アルカローシス
強イオン差小 ➡ 代謝性アシドーシス

　強イオン差（SID）は強陽イオンと強陰イオンの差だから，SID を決める要素は強陽イオンと強陰イオンである．しかし，検査データで Cl^- 以外の強陰イオンの総和（XA^-）は実測されないので，$HCO_3^- + Alb^- + Pi^-$ で逆算する（☞図5-7）．言い換えると HCO_3^-・Alb^-・Pi^- は SID の計算要因ではあるが，実際に SID を決めているのは Na^+，Cl^-，酸増加（ΔXA）である（☞p56）．したがって，SID 値の増減を判断した後，SID を変化させた原因として Na^+，Cl^-，ΔXA の変化を判断する（☞表14-1）．

6 読み方いろいろ

―― 臨床編プロローグ

後輩（以下後） 酸塩基平衡って，慣れるまでヤヤコシヤ，ヤヤコシヤですよね．
先輩（以下先） ベッドサイドでは，酸塩基平衡障害があれば即，診断して，その原因を絞り込み，治療に進みたいですね．
後 診断に関心があります．
先 ……ですよね．具体的な読みかたは，次章から述べます．
後 どの入口から入るか，ですよね．
先 ここでは，次章以降で説明する具体的読みかたの特徴というか――何をメインターゲットにしているか――強み――について，簡単に説明したいと思います．
後 どこから入るか，アプローチ法や指標の位置づけについて大筋を知りたいです（**図 6-1**）．

A 4つのアプローチ

図 6-1 を見てほしい．使う指標または指標の組み合わせは，4つのアプローチに大別できる．① pH，pCO_2，HCO_3^-，BE（☞ 3・5 章），② BE↓（☞ 2・12 章），③ AG↑（☞ 2 章），④ SID（強イオン差）（☞ 3・5・17 章）である．なお，①は正門，④は通用門として 3 章で前述した．

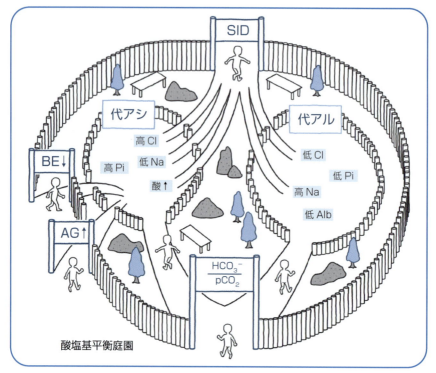

図 6-1　どこから入ろうかな？：入口の問題

① pH，pCO₂，HCO₃⁻，BE の関係で読む方法

　pH，pCO₂，HCO₃⁻，BE の関係から判断するのは，伝統的な Henderson-Hasselbalch の式に基づいた方法であり，正門——HCO₃⁻/pCO₂ 門からのアプローチである（Berend K, et al: N Engl J Med 371: 1434-1445, 2014）（☞ 4 章）．

②③ BE ↓，AG ↑：代謝性アシドーシスの一発診断

　数ある酸塩基平衡障害で，生死に直結する可能性が最も高いのは，おそらく代謝性アシドーシスであろう．迷うことなく，瞬時に判断したいものである．直接的な値としては，乳酸値が高ければ，厳しい状況であることが確実である．最近は乳酸が簡単に測定できるようになってきたが，乳酸以外にも酸はある．BE ↓（☞ 2・12 章）と AG ↑（☞ 2 章）は単独の数値で，代謝性アシドーシスを強く示唆する，見てすぐ分かる指標である．

　BE＜－5［基準範囲：－2〜＋2 mEq/L など（☞ 12 章）］であれば，確実に異常である．AG［基準範囲：10〜14 mEq/L（☞ 2 章）］が高ければ，どの酸とは

特定できないが，酸が増加した代謝性アシドーシスが強く疑われる．

④ **強イオン差 (SID) からのアプローチ (Stewart アプローチ)**（☞ 3・5・17 章）

代謝性障害の原因として電解質やアルブミン濃度の異常を特定でき，複雑な酸塩基平衡障害を読み込むのに有用である．2014 年の N Engl J Med (Seifter JL: 371: 1821-1831, 2014) にも載っている．pH, pCO_2, HCO_3^-, BE の関係では一見正常で見逃してしまいそうな酸塩基平衡障害について，SID で気づくことができる（☞ 14・17 章）．

動脈血ガス分析（pH, pCO_2, pO_2, HCO_3^-, BE），血清電解質（Na^+, K^+, Cl^-），血清アルブミン濃度（Alb），血清無機リン濃度（Pi）のいずれか，または組み合わせで判断する．

---

① pH, pCO_2, HCO_3^-, BE の関係から（☞ 4 章）
　　代謝性アシドーシス
　　呼吸性アシドーシス
　　代謝性アルカローシス
　　呼吸性アルカローシス

---

② BE ↓ から　代謝性アシドーシス or 呼吸性アルカローシス＋代謝性代償
　　　　　　（☞ 2・12 章）
　　BE ↑ から　代謝性アルカローシス or 呼吸性アシドーシス＋代謝性代償

---

③ AG ↑（$Na^+ - Cl^- - HCO_3^-$）から（☞ 2 章）
　　酸の増加によるアシドーシス

---

④ 強イオン差 (SID)（HCO_3^-, Na^+, Cl^-, Alb^-, Pi^-）から（☞ 5・17 章）
　　高 Cl 性アシドーシス
　　低 Cl 性アルカローシス
　　希釈性アシドーシス（dilutional acidosis）
　　濃縮性アルカローシス（concentrational alkalosis）
　　低アルブミン性アルカローシス
　　高アルブミン性アシドーシス
　　高リン性アシドーシス
　　酸の増加によるアシドーシス

① pH，pCO_2，HCO_3^-，BE の関係で読む方法では，代謝性と呼吸性の双方のアシドーシス・アルカローシスを診断できる．
② BE ↓は代謝性アシドーシスの存在と重症度の指標になる．
③ AG ↑は酸の増加による代謝性アシドーシスの存在と重症度を示す．
④ 強イオン差（SID）により，代謝性の異常の存在とその原因を，電解質異常とアルブミン濃度異常の立場で診断できる．

　おおまかにいうなら，②と③のメインターゲットは代謝性アシドーシス，④は代謝性アシドーシスと代謝性アルカローシス，①は代謝性と呼吸性の双方のアシドーシスとアルカローシスをメインターゲットとしている．初学者は，①，②，③に慣れた後に④に進むのがよいだろう．

B　あくまで総合判断をお忘れなく

　例えば，吐いていれば代謝性アルカローシス（☞図 7-1），ショックなら乳酸が蓄積した代謝性アシドーシス（乳酸アシドーシス）（☞図 7-1，11 章），慢性閉塞性肺疾患（COPD）なら呼吸性アシドーシス（☞図 7-1），腎不全なら代謝性アシドーシス（尿毒症性アシドーシス）（☞図 7-1）というような，疾患名・病態から予測される酸塩基平衡障害がある．酸塩基平衡障害の診断は，検査データのみでなく，症状や病態を総合して判断するのが王道である．とはいえ，検査データを用いて判断する方法に習熟しておく必要はあろう．

> **メモ** 動脈血ガス分析と血液生化学検査
>
> 　酸塩基平衡の診断に用いる検査は，動脈血ガス分析，血清電解質（Na^+, K^+, Cl^-），血清アルブミン（Alb），無機リン（Pi）である．血清生化学検査で Alb は g/dL，Pi は mg/dL（もしくは mmol/L）で表示されるので，イオン化した Alb^- と Pi^-（mEq/L）に換算する．Alb^-（mEq/L）＝$2.8×Alb$（g/dL），Pi^-（mEq/L）＝$0.6×Pi$（mg/dL）もしくは$1.8×Pi$（mmol/L）．これらを組み合わせて判断する．動脈血採血と静脈血採血を同時に行い，これらの検査結果を得るのが望ましい．一方，テクノロジーの進歩により，動脈血ガス分析器で，Na^+，K^+，Cl^-，乳酸を同時測定できる機種も増えてきたので，血清ではなく，全血 Na^+，K^+，Cl^- の値も動脈血ガス分析の結果として得られるようになってきた．一般論として，血ガス分析器による全血 Cl^- 値は，血清 Cl^- 値より高く測定されているので，全血を用いた計算値（AG）の評価には注意を要する（☞2章）．これまでの酸塩基平衡に関しての電解質データは，血清を用いて評価されてきたからである．

C　AG と SID

- 後　AG（☞2章）と SID（強イオン差）（☞5章）の違いが分からないのですが？
- 先　守備範囲が若干違うのです．AG＝$Na^+－Cl^-－HCO_3^-$＝その他の陰イオン－その他の陽イオン（☞2章図2-2）ですね．この値が増えるのは，「その他の陰イオン」が増えたときか，「その他の陽イオン」が減ったときですが，現実的には，「その他の陰イオン」が増えたときがほとんどです（☞2章，図2-2）．
- 後　増える「その他の陰イオン」とは？
- 先　その他の陰イオンとは，**図6-2** では Cl^- と HCO_3^- 以外の陰イオンの総和ですが，実際に増えるのは乳酸$^-$，ケト酸$^-$ などの強陰イオン（XA^-）です（腎不全では SO_4^{2-}，Pi^- が増加）．つまり，AG↑は測定されない酸（陰イオン）の増加を発見する指標です．
- 後　強イオン差（SID）は，Na^+＋その他の強陽イオン－Cl^-－その他の強陰イオン＝$HCO_3^-＋Alb^-＋Pi^-$（☞図5-11）です．
- 先　書き換えると，$Na^+－Cl^-$－（その他の強陰イオン－その他の強陽イオン）＝弱陰イオン＝$HCO_3^-＋Alb^-＋Pi^-$（図5-11を見て視覚的に追ってください）になります．

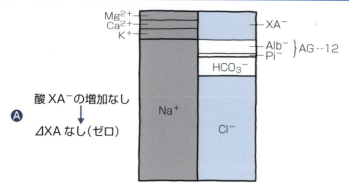

正常では $K^+ + Ca^{2+} + Mg^{2+} ≒ XA^-$ (❹図)
正常では $AG = Na^+ - Cl^- - HCO_3^-$ は Alb^- と Pi^- で成り立っていて (❹図)，12が目安であるが，この値は Alb^- は正常として算出されている．
$AG = Na^+ - Cl^- - HCO_3^- = Alb^- + Pi^- = 12$

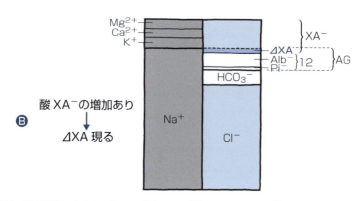

XA^- (酸)が増加すると $K^+ + Ca^{2+} + Mg^{2+} < XA^-$ となる (❸図)
その増加分を $\varDelta XA$ とすると
$AG = Na^+ - Cl^- - HCO_3^- = \underbrace{Alb^- + Pi^-}_{12} + \varDelta XA = 12 + \varDelta XA$

酸 (XA^-) が増加すると AG は Alb^- と Pi^- と $\varDelta XA$ で成り立っている (❸図)．

AG の増加は酸 XA^- の増加によることを示している．
正常では $\varDelta XA$ はゼロで AG は 12 だが
酸が増えると AG は 12 より増加する．
この増加は $\varDelta XA$ の出現による．

図 6-2　$\varDelta XA$ を説明（式と図を追いながら読んでください）
正常（XA^- が増加していなければ）なら $K^+ + Ca^{2+} + Mg^{2+} ≒ XA^-$　➡ $\varDelta XA =$ ゼロ
酸が増えると $K^+ + Ca^{2+} + Mg^{2+} < XA^-$　➡ $\varDelta XA$ 出現

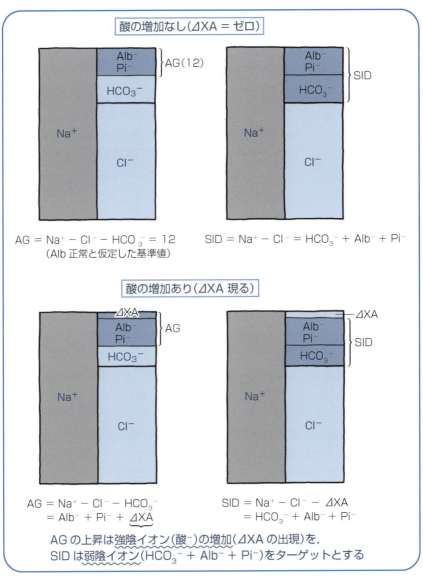

図 6-3 AG と SID のターゲット

㉠ SID として出てきた値は，弱陰イオンの値を示しているのですね．
㉑ そして，その弱陰イオンの中で，フレキシブルで多いのは HCO_3^- なのです．あえて言うなら，SID は塩基の変化を発見できる指標です（**図 6-3**）．

C. AG と SID

㊡ AGの式とSIDの式は若干，似ていますよね．
㊙ 仮に，「その他の強陰イオンとその他の強陽イオンの差」をΔXA（☞5章）と表現すると，$Na^+ - Cl^- - \Delta XA$となり，似てますね．
㊡ そのΔXAが分かりにくいのですが．
㊙ ΔXAは，Cl^-以外の強陰イオン（XA^-）とNa^+以外の強陽イオン（K^+, Ca^{2+}, Mg^{2+}など）の差です．酸が増えるとΔXAが増加（出現）します．正常では，XA^-はNa^+以外の強陽イオンの測定値とほぼ等しいという現実があるので（完全に同じではありませんが）（**図 6-2Ⓐ**）（☞図 5-10），ΔXAは正常ではゼロ（±2 mEq/L以内なら等しいと判断する）です．

D　AGとSIDのターゲット

　AGとSIDは同じような式，$AG = Na^+ - Cl^- - HCO_3^-$，$SID = Na^+ - Cl^- - \Delta XA$で得られる値だが（**図 6-3**下段），コンセプトとしては，AGは強陰イオンの増加を探す指標で，SIDは弱陰イオンの増減を探す指標といえる（**図 6-3**，**図 6-4**）．酸（XA^-）の増加がないときはΔXAはゼロとなり式から除ける（**図 6-3**上段右）．強陰イオンは強酸の陰イオンで，乳酸，ケト酸などの酸の陰イオンである．弱陰イオンはHCO_3^-，Alb^-，Pi^-で，これらの弱イオンの合計で強陽イオンと強陰イオンの差を埋めるのだが，フレキシブルに変化できるのはHCO_3^-なので，SID上昇ではHCO_3^-が上昇し，SID低下ではHCO_3^-が低下すると考えてよい．ΔXAそのものは実測できないので，SIDの値そのものは，$HCO_3^- + Alb^- + Pi^-$で計算する．そこで，SIDが同じなら，Alb^-の値が低いとHCO_3^-が高くなるので，同じSIDでも低アルブミン血症があるとpHは高くなるのである．つまり，低アルブミン血症そのものが，代謝性アルカローシスという病態になる．AGは血清アルブミン濃度（Alb）を正常と仮定して算出しているので，低アルブミン血症の場合はAlb濃度で補正した補正AGを計算する．一方，SIDの場合，最初からAlbが計算に入っている（Alb^-（mEq/L）としてAlb（g/dL）×2.8で計算）．酸が上昇しているにも関わらずpHがあまり低くない場合，低アルブミン血症によるHCO_3^-への影響が原因である場合があるので，SIDとAlbを注視してほしい．

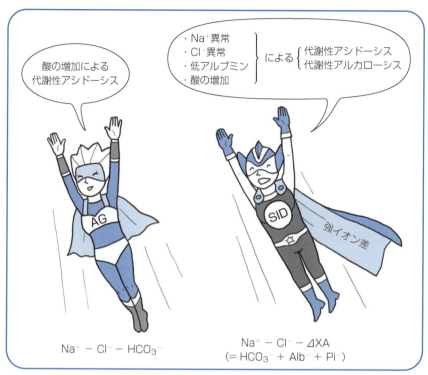

図 6-4　AG マンと強イオン差マンのターゲット

E　低アルブミン血症のときの AG の補正：補正 AG

　AG の基準値は 12 mEq/L だが，これは Alb 濃度が正常と仮定して設定されている．そこで低アルブミン血症がある場合，Alb 濃度を正常にした場合の AG（補正 AG）を計算し，補正 AG で AG の増加を判断する．

$$補正 AG = AG + 2.5 \times (Alb 基準値 - Alb 測定値)$$

　アルブミンの基準値は施設によって若干異なるので，各施設の基準値を使うが，一般的には 3.5〜5.0 g/dL である場合が多い．

㊛ さらに「Na^+-Cl^- による SID」と「$HCO_3^-+Alb^-+Pi^-$ による SID」を組み合わせて酸（XA^-）増加の存在を発見できます．塩基の変化は電解質やアルブミンの異常で発生しますので，電解質やアルブミンの異常が原因の酸塩基平衡障害が，SID（強イオン差）で考えると比較的簡単に分かります．AG は酸の増加による代謝性アシドーシスをメインターゲットにしていて，計算も簡単なのが強みですが，AG を用いての酸増加のない酸塩基平衡障害の発見のためには，もう少し計算がいるのです．

㊝ もう少し計算とは？

㊛ 補正 HCO_3^-（☞ 11 章）の計算です．

㊝ 慣れないとややこしいですよね．

㊛ SID が小さければ H^+ が増える状態（アシドーシス），SID が大きければ H^+ が減る状態（アルカローシス）の存在が分かります（☞図 5-9）．SID が小さくなる原因には希釈（低 Na），高 Cl，酸増加（⊿XA）があり，逆に強イオン差が大きくなる原因には濃縮（高 Na），低 Cl がありますので，これらが変化して，結果として SID に変化があれば酸塩基平衡障害の原因と考えられます（☞表 14-1）．実際的には，SID の値は $SID=HCO_3^-+Alb^-+Pi^-$（強イオン差＝弱酸の総和）という関係に基づいて，SID の値を弱酸の値から逆算します（☞ 5 章）．臨床的な計算は逆算ですが，SID のコンセプトはあくまで「強陽イオン－強陰イオン」であり，SID（強イオン差）が大きいと H^+ が低下し，SID が小さいと H^+ が増えるのです（☞図 5-6）．

単純性障害の診断 7

―― 始めの一歩（アシドーシスとアルカローシスの診断）

　酸塩基平衡障害には，シンプルな酸塩基平衡障害と複雑な酸塩基平衡障害がある．まず手始めとして，シンプルな酸塩基平衡障害の診断に慣れるのが，診断能力向上の第一歩である．本章では，pH, pCO_2, HCO_3^-, BE の関係からのアプローチについて説明する．

後輩（以下㉠）　シンプルな酸塩基平衡障害とは，何ですか？
先輩（以下㉑）　酸塩基平衡障害が1種類である異常で，単純性酸塩基平衡障害といいます（単純性障害）．代謝性アシドーシス，代謝性アルカローシス，呼吸性アシドーシス，呼吸性アルカローシスのいずれか1種類の異常と，それに対する二次性（代償性）変化を伴います．
㉠　では，複雑な酸塩基平衡障害とは，どういうことなのでしょうか？
㉑　2つ以上の酸塩基平衡障害が同時発生した状態です．混合性酸塩基平衡障害（混合性障害）といいます．代謝性アシドーシス，代謝性アルカローシス，呼吸性アシドーシス，呼吸性アルカローシスが複数同時発生した異常で，いろいろな組み合わせがあるのです（☞次頁のメモ）．
㉠　そんなことあるのですか？
㉑　ICU に入室するような重症では，結構多いです（☞図 3-2）．

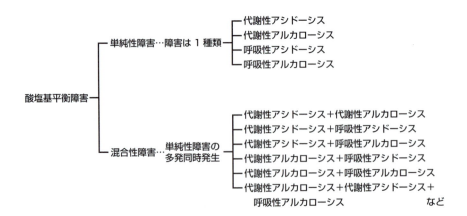

> **メモ** 混合性障害の具体例（図7-1）
>
> 🧴 代謝性アシドーシス＋代謝性アルカローシス：❶腎不全（☞11章）の人が嘔吐（☞13章）した，❹ショック（☞11章）の人が嘔吐した
> 🧴 代謝性アシドーシス＋呼吸性アシドーシス：❷糖尿病ケトアシドーシス（☞11章）の人が睡眠薬による呼吸抑制を起こした，❸慢性閉塞性肺疾患（COPD）の人が下痢（☞11章）となった
> 🧴 代謝性アシドーシス＋呼吸性アルカローシス：❺腎不全患者（☞11章）を人工呼吸で過換気にした
> 🧴 代謝性アルカローシス＋呼吸性アシドーシス：❻利尿薬（☞13章）を服用している人が鎮静薬の過量で呼吸抑制を起こした
>
> などは，2つの酸塩基平衡障害の同時発生である．
>
> 🧴 代謝性アルカローシス＋代謝性アシドーシス＋呼吸性アルカローシス：❼いつも吐いている人がショック状態となり，人工呼吸で過換気となっている
>
> は，3つの酸塩基平衡障害の同時発生である．
>
> ……他にも，いろいろな組み合わせがある．ややこしい．

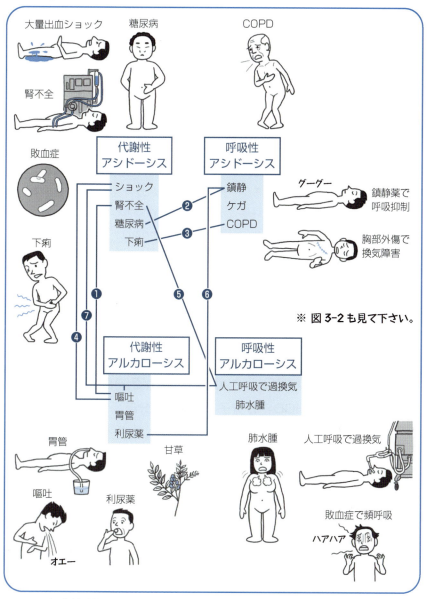

図 7-1　混合性酸塩基平衡障害：いろいろ組み合わせてください

A シンプルな酸塩基平衡障害の診断（primary な変化）：Basic

　シンプルな酸塩基平衡障害とは，言い換えると単純性障害であり，酸塩基平衡障害の原因が1つである異常である．具体的には，代謝性アシドーシスのみ，代謝性アルカローシスのみ，呼吸性アシドーシスのみ，呼吸性アルカローシスのみの4種類である．これらは，初発の病態が1つで，代償性（二次性）変化を伴う．そして，その二次性変化により，pH が基準範囲内に戻っている場合と，基準範囲に戻っていない場合がある．一般的には，二次性（代償性）変化があるけれども，基準範囲に戻っていない場合が多い．単純性障害の伝統的診断では，①pH の異常を判断し，②その最初の原因（一次性，primary）が代謝性か呼吸性かを判断し，③二次性変化（代償性変化）（☞8・10章）の有無を判断している．

1 pH の決まり方（Henderson-Hasselbalch の式）

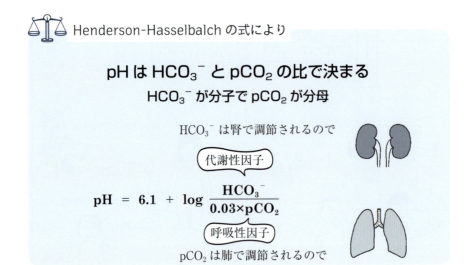

Henderson-Hasselbalch の式により

pH は HCO_3^- と pCO_2 の比で決まる
HCO_3^- が分子で pCO_2 が分母

HCO_3^- は腎で調節されるので

代謝性因子

$$pH = 6.1 + \log \frac{HCO_3^-}{0.03 \times pCO_2}$$

呼吸性因子

pCO_2 は肺で調節されるので

　本章では pH の決まり方を，4章で説明した伝統的な Henderson-Hasselbalch の式を用いて再度説明する．
　この式は，生理学で習うため，「基礎医学！」という感じで，臨床的でないというイメージをお持ちの学生や先生方も多いと思われるが，そんなことはない．

この式は,「極めて臨床的」な式である.ただ,6.1とか0.03,logという部分は完全に覚えなくてもよい.「pHはHCO_3^-とpCO_2の比で決まり,HCO_3^-が分子,pCO_2が分母という事実」をココロして意識してほしいのである.HCO_3^-は腎臓で調節されるので代謝性因子,pCO_2は肺での換気で調節されるので呼吸性因子と呼んでいる.100年以上前に,酸塩基平衡障害を代謝性と呼吸性に分ける概念を導入したのが,HendersonとHasselbalch(☞図4-3)である.
　なお,HCO_3^-の代わりにBE(base excess)を用いてもよい(☞p82チャート).BE(☞12章)はHCO_3と連動しているので,$HCO_3^- \propto BE$という相関関係があるからである.HCO_3^-は22〜26 mEq/Lが基準範囲である.BEの基準値は,−2〜+2 mEq/Lなら確実に正常で,<−5 mEq/L,+5 mEq/L<なら確実に異常であるが,−2〜−5 mEq/L,+2〜+5 mEq/Lはグレーゾーンといえる(☞12章).医学生の諸君は最近の医師国家試験の問題を見れば分かるが,BEの記載は基本的にない.その理由は不明である.しかし,実際問題として実習中の血ガス分析データには必ずBEが入っている.実臨床の場では,特に救急・麻酔・ICU系でベッドサイドに張りついている科や部門では,BEを診る医師は多い.そこで,本書ではHCO_3^-とともにBEにも焦点を当て,双方を役立ててほしいと思う.
　腎臓内科の専門家による酸塩基平衡の書籍では,BEに触れていない場合が多いようだが,扱う疾患の違いによるのかもしれない.

 pH

① HCO_3^-/pCO_2の比で決まる.
② 低いときは,HCO_3^-/pCO_2の比が小さい──(言われれば当たり前ですが,あえて意識することが大切ですね).
③ 高いときは,HCO_3^-/pCO_2の比が大きい──(同じく).

a. pHが低いときは,HCO_3^-/pCO_2の比が小さい(☞**本章例1, 8章例1・3**)

　比が小さくなるには,分母が大きくなるか,分子が小さくなればよい.比が最も小さくなるのは,分母が大きくなり,分子が小さくなるときである.そこで,HCO_3^-/pCO_2の比が小さくなるには,3つのパターンが考えられる:①HCO_3^-が下がる(☞本章例1, 8章例1),②pCO_2が上がる(☞8章例3),③HCO_3^-が下がり,同時にpCO_2が上がる.

A. シンプルな酸塩基平衡障害の診断(primaryな変化):Basic

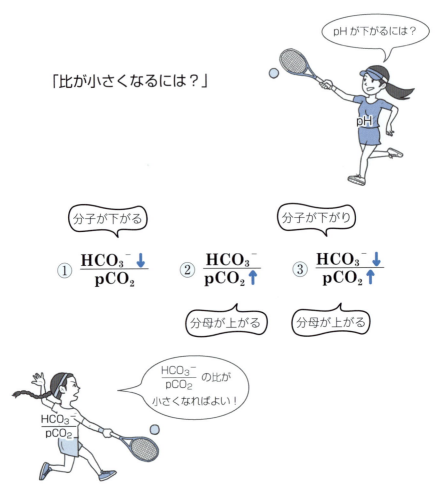

<なぜテニスなのですか？>
テニスボールは小さいので，HCO_3^-/pCO_2 の比が小さいのを象徴してみました．

① 最初に HCO_3^- が下がり，HCO_3^-/pCO_2 の比が小さくなる病態が代謝性アシドーシス
② 最初に pCO_2 が上がり，HCO_3^-/pCO_2 の比が小さくなる病態が呼吸性アシドーシス
③ HCO_3^- の低下と pCO_2 の上昇が同時に起こる場合は，代謝性アシドーシスと呼吸性アシドーシスの同時発生──混合性アシドーシス

……である．

b. pHが高いときは，HCO_3^-/pCO_2 の比が大きい（☞本章例2，8章例2・4）

比が大きくなるには，分母が小さくなるか，分子が大きくなればよい．比が最も大きくなるのは，分母が小さくなり，分子が大きくなるときである．HCO_3^-/pCO_2 の比が大きくなるには，3つのパターンが考えられる：①HCO_3^- が上がる（☞8章例2），②pCO_2 が下がる（☞本章例2，8章例4），③HCO_3^- が上がり，同時に pCO_2 が下がる．

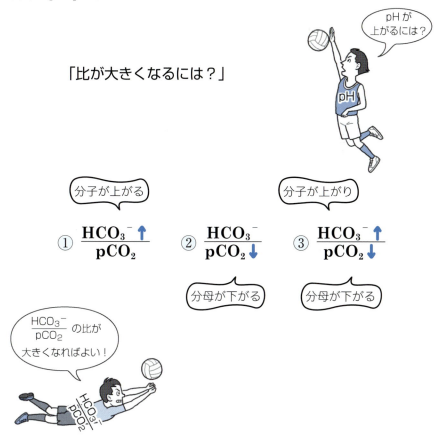

＜なぜバレーボール？＞
バレーボールは大きいので，HCO_3^-/pCO_2 の比が大きいのを象徴してみました（バスケットボールでもいいのですが）．

①最初に HCO_3^- が上がり，HCO_3^-/pCO_2 の比が大きくなる病態が代謝性アルカローシス
②最初に pCO_2 が下がり，HCO_3^-/pCO_2 の比が大きくなる病態が呼吸性アルカローシス
③HCO_3^- の上昇と pCO_2 低下が同時に起こる場合は，代謝性アルカローシスと呼吸性アルカローシスの同時発生——混合性アルカローシス

……である．

c．まとめ：臨床的目安（↑↓の具体的数値を入れると）

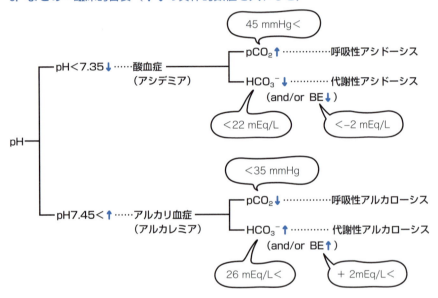

| メモ | BE の基準 |

  $-2 \sim +2$ mEq/L   ：確実に正常
  < -5 mEq/L, $+5$ mEq/L $<$ ：低下，上昇（確実に異常）
  $-2 \sim -5$ mEq/L, $+2 \sim +5$ mEq/L：低下，上昇（グレーゾーン）
            とするのが，現実的である．

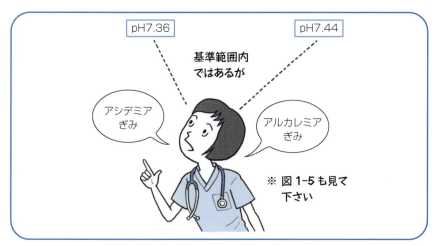

図 7-2　アシデミア，アシデミアぎみ，アルカレミア，アルカレミアぎみ

B　高い？低い？の判断基準

　さて，「高い」「低い」の判断には，基準があると判断しやすい．そこで取りあえず，基準範囲の上限を超えていたら高い（上昇），下限を下回っていたら低い（低下）と判断する．ただ，基準値の範囲が測定機器，施設，書籍によって異なり統一されているわけではないので，グレーゾーンがあり，竹を割ったような感じにはならない．初学者は，とりあえず1つの基準に沿って診断を進めて，慣れるのがよい．本書では，$7.35 \leq pH \leq 7.45$，$22\ mEq/L \leq HCO_3^- \leq 26\ mEq/L$，$35\ mmHg \leq pCO_2 \leq 45\ mmHg$，$-2\ mEq/L \leq BE \leq +2\ mEq/L$ を基準範囲として判断するが，基準範囲をどこにおいているかは，各施設，測定機器で確認してほしい．

　臨床的には，$7.35 \leq pH \leq 7.45$ を基準範囲とする場合が多いが，$7.38 \leq pH \leq 7.45$ を基準範囲にしている施設もある．なお，黒川 清先生の本（水・電解質と酸塩基平衡，改訂第2版，南江堂，2004）では 7.38〜7.41 が基準範囲になっている．明らかな異常（例えば 7.50 とか 7.30）であれば，どの基準でも同じ判断となるが，境界領域だと，竹を割ったようにはいかないのが現状といえる（**図 7-2**）．

具体的にすること

① pH がアシデミアかアルカレミアか基準範囲内か判断する
② 一次性の変化が呼吸性か代謝性かを判定する．
- pCO_2 が高い，低い？
- HCO_3^-（BE）が高い，低い？

<u>アシデミアで</u> pCO_2 高い　　　　→呼吸性アシドーシス（☞ 8 章例 3）

<u>アシデミアで</u> HCO_3^-（BE）低い　→代謝性アシドーシス
　　　　　　　　　　　　　　　　　（☞ 本章例 1，8 章例 1）

<u>アルカレミアで</u> pCO_2 低い　　　　→呼吸性アルカローシス
　　　　　　　　　　　　　　　　　（☞ 本章例 2，8 章例 4）

<u>アルカレミアで</u> HCO_3^-（BE）高い →代謝性アルカローシス（☞ 8 章例 2）

③ 代償について考える：予想される代償性変化として，HCO_3^-，pCO_2 のどちらが動くか考え，実測値を基準値と比べる．代償性（二次性）変化の予測値を計算して実測値と比べる．（☞ 10 章）

1 ピットホール

ここで，「アシデミアで」「アルカレミアで」に太字で下線が引いてある理由は，例えば仮に HCO_3^- が低下していても，アルカレミアの状態では代謝性アシドーシスとはいえないからである．アルカレミアの状態で HCO_3^- が低下しているとしたら，呼吸性アルカローシスに対する二次性変化（代謝性代償）により，低下していると考えるからである．酸塩基平衡障害を診断する手順として，HCO_3^- と pCO_2 を見る前に pH の判断をする．その条件（アシデミア or アルカレミア）の下で，HCO_3^- と pCO_2 を判断し，代謝性か呼吸性かを判断する．pH が正常（☞ 17 章）のときは，①まったく正常，②単純性障害による一次性変化を代償（二次性変化）で pH 正常まで戻した状態（☞ 9 章，17 章例 1・2），または③混合性障害（☞ 17 章例 3〜6）である．

筆者がまず，「pH を判断しなさい」と習いたての医学生に言い続けている理由は，

学生（以下㊕）　pCO_2 が上昇しているので，呼吸性アシドーシスです．
医師（以下㊔）　pH は 7.45 でアルカレミアぎみですけど．
㊕　……？

医　pCO_2 の上昇には2種類ありますね．①最初から上昇するのか，②代償で二次性に上昇するのか——の2パターンですね．

学　pCO_2 がもともと高いのか，代償で高いのか？

医　つまり，その上昇は primary（一次性）なのか？ secondary（二次性）なのか？

学　primary に高ければ，呼吸性アシドーシスですね．secondary に高い場合は，代謝性アルカローシスに対する呼吸性代償（二次性）変化です．

医　pH がアシデミアで pCO_2 が上昇していれば，呼吸性アシドーシスと言えます．

学　そう，まずは pH を判断した上で pCO_2 や HCO_3^-，BE を見た方がよいのですね，慣れるまでは．

医　pH がアルカレミアの場合は，①代謝性アルカローシスがあって，二次（代償）性に pCO_2 が上昇しているか，②代謝性アルカローシスと呼吸性アシドーシスが同時発生しているけれども，代謝性変化が呼吸性変化より強いため，差し引きでアルカレミアに傾いているのですね．

という会話が多いからです．

例1

pH	7.33
pCO_2	33 mmHg
pO_2	468 mmHg
HCO_3^-	17 mEq/L
BE	−8.0 mEq/L

① **pHの判断**：pH が 7.35 より低い　➡アシデミア

② **代謝性・呼吸性の判断**：アシデミアの状態で

　　　　　　　　　　HCO_3^- が低く，BE も低い　➡代謝性アシドーシス

③ **代償の判断**：予想される代償性変化は pCO_2 の低下である．pCO_2 は基準値と比べると低下している　➡呼吸性代償（単純性障害なら）（☞ 10 章）

とりあえずの判断：代謝性アシドーシス

B．高い？低い？の判断基準

例2	
pH	7.50
pCO_2	25 mmHg
pO_2	239 mmHg
HCO_3^-	19 mEq/L
BE	-3.8 mEq/L

① **pHの判断**：pHは7.45より高い　→アルカレミア
② **代謝性・呼吸性の判断**：アルカレミアの状態で
　　　　　　　　　　　　　　　pCO_2が低い　→呼吸性アルカローシス
③ **代償の判断**：予想される代償性変化はHCO_3^-の低下である．HCO_3^-は基準値に比べると低下している　→代謝性代償（単純性障害なら）（☞10章）
とりあえずの判断：呼吸性アルカローシス

8 代償はあるか？とりあえずの判断

— 単純性障害の場合

先輩（以下㊀） 一般論ですけど，よからぬことが発生したら，それに対抗して元に戻そうとする反応が起こります．

後輩（以下㊁） 代償性変化ですよね，完全に元に戻せるかは別にして．

㊀ そう．例えば，ショックで乳酸が溜まり，代謝性アシドーシスが発生したとすると（HCO_3^- 低下），代償性変化で呼吸回数が増えてアシドーシスの程度を下げようとする反応（pCO_2 低下）が発生します．

㊁ 代償性変化とは，最初の障害（一次性変化）に続発する二次性変化といっていいのでしょうか．

㊀ そうです．ですから，最初の障害による変化を元に戻そうとする二次性変化を捜す目で見ることが大切です．本章では，代償の判断について考えてみます．

 代償：単純性障害に対する二次性変化

> 代謝性障害に対する二次性変化（呼吸性代償）
> 呼吸性障害に対する二次性変化（代謝性代償）

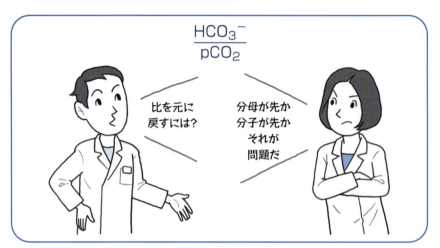

図 8-1　比を元に戻すには？

A　二次性変化（代償性変化）の有無を判断する： 単純性障害に対する代償性変化の有無を評価

　単純性酸塩基平衡障害では，pH を正常化する反応が起こる．
　pH は，HCO_3^- と pCO_2 の比（HCO_3^-/pCO_2）で決まる．この比が小さくなって pH が低下した場合，pH を戻すには，その比が元に戻ればよい．どのようになったら，比は元に戻るのか（図 8-1）？　分子が下がって「比」が小さくなった場合，母も下がれば「比」は元に戻る．分母が上がって「比」が小さくなった場合，分子も上がれば「比」は元に戻る．二次性の変化は代償性変化とも表現されるが，一次性の変化と同じ方向の変化である．つまり，一次性変化が上昇なら，二次性変化も上昇であり，一次性変化が低下なら，二次性変化も低下である．もし，そうでないなら，2 つの一次性変化が混在している可能性があり，単純性障害ではなく，混合性障害の可能性が高くなる．

1 二次性（代償性）変化のパターン

a. 代謝性アシドーシス（比が低下した状態）の代償性（二次性）変化
 → 代謝性アシドーシスに対する呼吸性代償

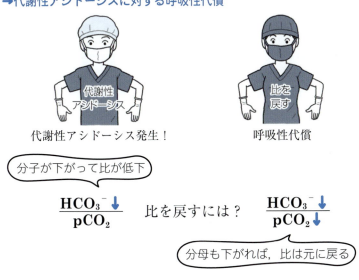

b. 呼吸性アシドーシス（比が低下した状態）の代償性（二次性）変化
 → 呼吸性アシドーシスに対する代謝性代償

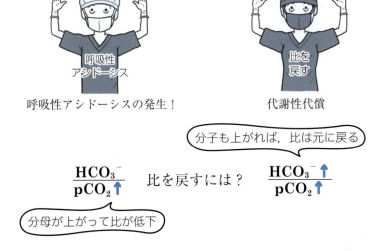

A. 二次性変化（代償性変化）の有無を判断する

c. 代謝性アルカローシス（比が上昇した状態）の代償性（二次性）変化
　➡代謝性アルカローシスに対する呼吸性代償

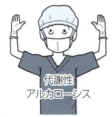
代謝性アルカローシスの発生！

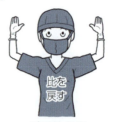
呼吸性代償

分子が上がって比が上昇

$$\frac{HCO_3^-\uparrow}{pCO_2}$$ 　比を戻すには？　 $$\frac{HCO_3^-\uparrow}{pCO_2\uparrow}$$

分母も上がれば，比は元に戻る

d. 呼吸性アルカローシス（比が上昇した状態）の代償性（二次性）変化
　➡呼吸性アルカローシスに対する代謝性代償

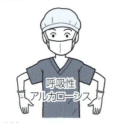
呼吸性アルカローシスの発生！

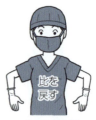
代謝性代償

分子も下がれば，比は元に戻る

$$\frac{HCO_3^-}{pCO_2\downarrow}$$ 　比を戻すには？　 $$\frac{HCO_3^-\downarrow}{pCO_2\downarrow}$$

分母が下がって比が上昇

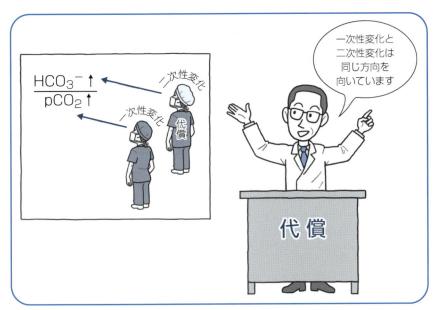

図 8-2　一次性変化と二次性変化は同じ方向を向いています

代謝性アシドーシスに対する代償（二次性変化）は pCO_2 の低下
呼吸性アシドーシスに対する代償（二次性変化）は HCO_3^- の上昇
代謝性アルカローシスに対する代償（二次性変化）は pCO_2 の上昇
呼吸性アルカローシスに対する代償（二次性変化）は HCO_3^- の低下

上記を表にすると以下のようになる（図 8-2）．

	一次性変化	二次性変化（代償）
代謝性アシドーシス	HCO_3^- ↓	pCO_2 ↓
呼吸性アシドーシス	pCO_2 ↑	HCO_3^- ↑
代謝性アルカローシス	HCO_3^- ↑	pCO_2 ↑
呼吸性アルカローシス	pCO_2 ↓	HCO_3^- ↓

pH が正常化していれば完全代償（☞17 章），正常に至っていなければ部分的代償．

A．二次性変化（代償性変化）の有無を判断する

B 代償の有無を予想する

「上昇（↑），低下（↓）」の判断基準をどうするか？ とりあえず，①初学者は便宜的に，pCO_2，HCO_3^- の各々の値の基準範囲の上限を超えたら上昇，下限を下回ったら低下と判断して，代償の有無を予想してほぼ差し支えない（基準値を基準として↓↑を判断するので，酸塩基平衡障害の診断には，まずは基準値（範囲）を記憶する必要がある：図8-3）．次のステップとして，②より正確に判断するために，代償性変化の予測値を計算し，実測値と比べる（☞10章）．

単純性障害として，例えばpH<7.35，HCO_3^-↓，pCO_2↓という結果なら，pHはアシデミアで，代謝性アシドーシスがあり（HCO_3^-↓より），二次性（代償性）の呼吸性変化がある（pCO_2↓）がpHは正常化していない状態（アシデミア）と判断できる（☞本章例1，7章例1）．つまり，単純性障害なら代謝性アシドーシスの呼吸性代償はあるがpHは正常化していない状態で，pHが正常化していないという意味で，呼吸性代償は部分的といえる．

単純性障害として，pHがアシデミアで HCO_3^- が低下なら，代償として pCO_2 は低下していなければならないが，逆に上昇していたら，「呼吸性アシドーシスが同時発生している」ことになり，混合性障害と判断できる．一方，単純性障害の場合，二次性（代償性）変化として予測される値があるが，その予測値と実測値が異なる場合は混合性障害と判断する（☞10章）．

メモ 基準値の覚えかたのポイント

AGを12（1ダース）として覚え，HCO_3^- を24とすると，Na^+-Cl^- は36になるので（$AG=Na^+-Cl^--HCO_3^-$ なので），Na^+ を140としたら，Cl^- は104と覚えることになる．もし，Na^+ を142と覚えるなら，Cl^- は106になる（単位はすべてmEq/L）．

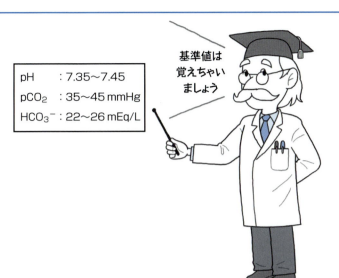

検査値	基準範囲	代表値	参照先
pH	7.35〜7.45	7.40	
pCO$_2$	35〜45 mmHg（Torr）	40 mmHg	
pO$_2$	80〜100 mmHg（Torr）	90 mmHg	
HCO$_3^-$	22〜26 mEq/L	24 mEq/L	
BE	−2〜+2 mEq/L	0 mEq/L	☞ 7章 p82, 12章 p151
AG	10〜14 mEq/L	12 mEq/L	☞ 2章 p13
Na$^+$	135〜145 mEq/L	140 mEq/L	
Cl$^-$	100〜108 mEq/L	104 mEq/L	
K$^+$	3.5〜5.0 mEq/L	4.0 mEq/L	
Pi	2.5〜4.5 mg/dL	3.0 mg/dL	
Alb	3.5〜5.0 g/dL	4.0 g/dL	

図 8-3　基準値は知っていてほしいです
　施設によって異なります．代表値は目安として1つの値を覚えるとしたらの値です．

例1

pH	7.25
pCO_2	28 mmHg
pO_2	102 mmHg
HCO_3^-	12 mEq/L
BE	−13.7 mEq/L

① pHの判断：pH<7.35　→アシデミア
② 代謝性・呼吸性の判断：アシデミアの状態で
　　　　　　　HCO_3^-<22 mEq/L，BE<−2 mEq/L　→代謝性アシドーシス
③ 代償の判断：予想される代償性変化はpCO_2の低下である．pCO_2は基準値より低下している　→呼吸性代償（単純性障害なら）
　　　　　　　しかし，pHは正常化していない．　→部分的代償

例2

pH	7.47
pCO_2	50 mmHg
pO_2	90 mmHg
HCO_3^-	35 mEq/L
BE	10.9 mEq/L

① pHの判断：7.45<pH　→アルカレミア
② 代謝性・呼吸性の判断：アルカレミアの状態で
　　　　　　　26 mEq/L<HCO_3^-，BE>2 mEq/L　→代謝性アルカローシス
③ 代償の判断：予想される代償性変化はpCO_2の上昇である．pCO_2は基準値より上昇している　→呼吸性代償（単純性障害なら）
　　　　　　　しかし，pHは正常化していない　→部分的代償

例3

pH	7.34
pCO_2	65 mmHg
pO_2	90 mmHg
HCO_3^-	34 mEq/L
BE	8.0 mEq/L

① pH の判断：pH＜7.35　→アシデミア
②代謝性・呼吸性の判断：アシデミアの状態で
　　　　　　　　　　　　　　　　45 mmHg＜pCO$_2$　→呼吸性アシドーシス
③代償の判断：予想される代償性変化は HCO$_3^-$，BE の上昇である．HCO$_3^-$，
　　　　　BE は基準値より上昇している　→代謝性代償（単純性障害なら）
　　　　　しかし，pH は正常化していない　→部分的代償

例4	
pH	7.53
pCO$_2$	20 mmHg
pO$_2$	90 mmHg
HCO$_3^-$	16 mEq/L
BE	-5.9 mEq/L

① pH の判断：7.45＜pH　→アルカレミア
②代謝性・呼吸性の判断：アルカレミアの状態で
　　　　　　　　　　　　　　　　pCO$_2$＜35 mmHg　→呼吸性アルカローシス
③代償の判断：予想される代償性変化は HCO$_3^-$，BE の低下である．HCO$_3^-$，
　　　　　BE は基準値より低下している　→代謝性代償（単純性障害なら）
　　　　　しかし，pH は正常化していない　→部分的代償

──────（単純性障害に対する第1ステップ終了）──────

→　第2ステップ（☞ 10 章）へ
　　代償性変化の予測値の計算と実測値との比較

　本章では代償の判断について，初学者向けの考えかたを説明した．とりあえず代償反応としての pCO$_2$，HCO$_3^-$ の上昇・低下の判断は，単純性障害なら「基準値の範囲と比較して，低ければ低下，高ければ上昇」と判断してよいと説明した．上昇も低下もしていない場合，代償反応がないと判断することになるが，これには，①代償反応が発動していない，②逆にもう一つの障害が同時発生している──の2つの可能性がある．
　そこで，次の段階として，最初の変化（一次性変化）から予測される代償の予測値を計算して実測値と比較するのがよい（☞ 10 章）．慣れてきたら，自然とそ

うするようになると思う．代償の予測値と実測値が異なっている場合，別の障害の同時発生が推定できる（☞10章）．

グラフ解析 9

単純性障害に対して

後輩（以下㉫） 正常➡異常発生！➡代償性変化で元の方向に戻る——というのが，文章だけでは若干イメージしにくいのですけど．

先輩（以下㊦） 頭で分かっていても，時間がかかるというわけですね．

㉫ 視覚的に見たいのです．

㊦ それでは，グラフで視覚に訴え，単純性障害と代償性変化をイメージしたいと思います．

A 単純性障害の完全代償を読む：グラフ解析による代償性変化の考えかた——慣れると便利です

　一次性変化に対する二次性（代償性）変化として予測される値と実測値が同じであれば，単純性障害と診断できる．予測値は係数（☞表10-1）を駆使して計算するが，ヤヤコシめである．代償性（二次性）変化の結果，pH が正常化している（基準範囲内に入っている）場合としていない場合がある．用語の定義に世界的統一がないので困るのであるが，本書では，代償により pH が正常化している場合を完全代償，pH が正常化していない場合を部分的代償と表現している．

　pH は，pCO_2 と HCO_3^- で決まる．そこで，この3要素の関係を平面図（二次元の世界）で表現してみたい．横軸を pH，縦軸を HCO_3^- とする．3番目の要素 pCO_2 をグラフに入れ込むには，条件分けをしなければならない．したがって，

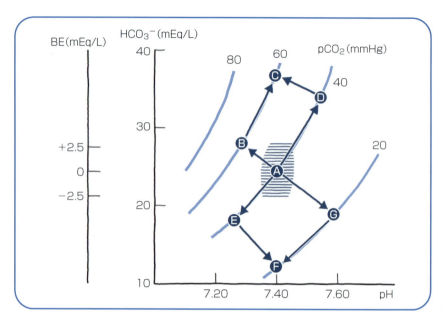

図 9-1　グラフ解析の図
［Harper HA, et al: Review of Physiological Chemistry, 17th ed, Lange Medical Publications, p226, 1979 より作成］

pCO_2 としては複数の曲線を入れてある．

　図 9-1 を用いて，単純性障害とその代償性（二次性）変化を考えてみる．図を見ながら読んでほしい．

　この図で，正常地点は Ⓐ（pH，HCO_3^-，pCO_2，すべて基準範囲内）である．Ⓐ地点を起点として，各地点への動きを見てみよう．

- Ⓐ は正常地点．
- Ⓑ Ⓓ Ⓔ Ⓖ は，単純性障害で二次性（代償性）変化が始まる前の地点である．
- Ⓒ Ⓕ は，二次性変化が発動した結果，pH が基準範囲内に入った地点である．

　　　　　Ⓐ：正常
　　　　　Ⓑ：呼吸性アシドーシス　⎫
　　　　　Ⓓ：代謝性アルカローシス　⎬　単純性障害の発生
　　　　　Ⓔ：代謝性アシドーシス　　⎪
　　　　　Ⓖ：呼吸性アルカローシス　⎭

Ⓐ→Ⓔ 代謝性アシドーシスの発生

代謝性アシドーシスは，HCO_3^- が最初に低下する病態である．図をたどってみたい．

HCO_3^- の低下（25→17 mEq/L）により pH が 7.40→7.25 に低下し，ⒶからⒺに移動している．これは，正常地点から，pCO_2 40 mmHg（pCO_2 に変化がない状態）の曲線上を HCO_3^- が下行した結果である．

Ⓐ→Ⓓ 代謝性アルカローシスの発生

代謝性アルカローシスは，HCO_3^- が最初に上昇する病態である．図をたどってみたい．

HCO_3^- の上昇（25→34 mEq/L）により pH が 7.40→7.55 に上昇し，ⒶからⒹに移動している．これは，正常地点から，pCO_2 40 mmHg（pCO_2 に変化がない状態）の曲線上を HCO_3^- が上行した結果である．

Ⓐ→Ⓑ 呼吸性アシドーシスの発生

呼吸性アシドーシスは，pCO_2 が最初に上昇する病態である．図をたどってみたい．

pCO_2 の上昇（40→60 mmHg）により pH が 7.40→7.30 に低下し，ⒶからⒷに移動している．これは，正常地点から，pCO_2 の曲線が移動した結果である．pCO_2 の上昇に連動する HCO_3^- の上昇（Henderson-Hasselbalch の式に従った上昇分）を伴っている．

Ⓐ→Ⓖ 呼吸性アルカローシスの発生

呼吸性アルカローシスは，pCO_2 が最初に低下する病態である．図をたどってみたい．

pCO_2 の低下（40→20 mmHg）により pH が 7.40→7.60 に上昇し，ⒶからⒼに移動している．これは，正常地点から，pCO_2 の曲線が移動した結果である．pCO_2 の低下に連動する HCO_3^- の低下（Henderson-Hasselbalch の式に従った低下分）を伴っている．

Ⓔ→Ⓕ 代謝性アシドーシスの呼吸性代償

代謝性アシドーシスがまず発生（Ⓔ）した後，次に二次性（代償性）変化が発生し，pCO_2 の曲線が低い方に移動すると，pH は正常に向けて回復し，pH が基準範囲に達した地点がⒻである．代謝性アシドーシスで呼吸性代償により pH が

表9-1 経路は違うが最終地点は同じ

	primary	secondary	最終地点
① 代謝性アシドーシス❺＋呼吸性完全代償	HCO₃⁻ ↓	pCO₂ ↓	❻
② 呼吸性アシドーシス❸＋代謝性完全代償	pCO₂ ↑	HCO₃⁻ ↑	❸
③ 代謝性アルカローシス❹＋呼吸性完全代償	HCO₃⁻ ↑	pCO₂ ↑	❸
④ 呼吸性アルカローシス❻＋代謝性完全代償	pCO₂ ↓	HCO₃⁻ ↓	❻

正常化すれば完全代償と判断できる（☞17章例1）．

❻→❻ 呼吸性アルカローシスの代謝性代償

呼吸性アルカローシスがまず発生（❻）した後，次に二次性（代償性）変化が発生し，pCO₂ 曲線上を HCO₃⁻ が下行し，pH が基準範囲に達した地点が❻である．呼吸性アルカローシスで代謝性代償により pH が正常化すれば完全代償と判断できる（☞17章例2）．

❹→❸ 代謝性アルカローシスの呼吸性代償

代謝性アルカローシスがまず発生（❹）した後，次に二次性（代償性）変化が発生し，pCO₂ の曲線が高い方に移動すると，pH は正常に向けて回復し，pH が基準範囲に達した地点が❸である．代謝性アルカローシスで呼吸性代償により pH が正常化すれば完全代償と判断できる．

❸→❸ 呼吸性アシドーシスの代謝性代償

呼吸性アシドーシスがまず発生（❸）した後，次に二次性（代償性）変化が発生し，pCO₂ 曲線上を HCO₃⁻ が上行し，pH が基準範囲に達した地点が❸である．呼吸性アシドーシスで代謝性代償により pH が正常化すれば完全代償と判断できる．

次にこの図9-1を表にまとめてみる．つまり，図9-1と表9-1は，同じことを示しているので，ゆっくり見ていただくと納得がいくと思う．

単純性障害で，代償により pH が正常化しているパターンでは，表9-1 の①②③④の4通りが考えられるが，①と④，②と③は同じである．つまり，①と④は HCO₃⁻ と pCO₂ が双方とも低下しているという点において同じだが，下がった順番が違う．同様に，②と③は HCO₃⁻ と pCO₂ が双方とも上昇しているとい

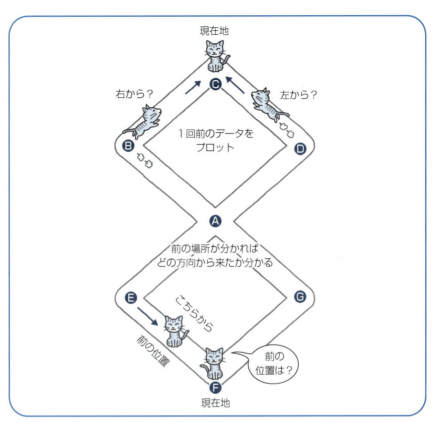

図 9-2　右から来たか，左から来たか？　前回の血ガス分析データをプロット

う点で同じであるが，上がった順番が違う．
　次の経路を**図 9-1** で追って見てほしい：Ⓐ→Ⓓ→ⒸかⒶ→Ⓑ→Ⓒ；Ⓐ→Ⓔ→ⒻかⒶ→Ⓖ→Ⓕ（**図 9-2**）．

A．単純性障害の完全代償を読む

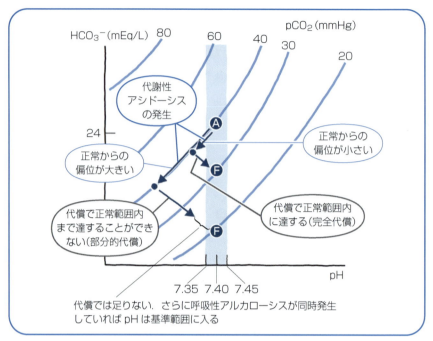

図 9-3 最初の変化が大きいと代償で pH 基準範囲に到達できない

B 完全代償か？ 混合性障害か？

　最初の変化が小さければ，代償により pH は正常化するが（完全代償），最初の変化が大きいと代償で基準範囲内に到達できない（部分的代償；図 9-3）．代償性変化の程度は経験的に分かっていて，計算で求めることができる（☞表 10-1）．予測される代償の値を超えている場合は，別の障害が同時発生していると判断する——つまり，混合性障害である．最初の変化が大きいにも関わらず，pH が正常化している場合は，相反する酸塩基平衡障害が同時発生している可能性が高い——例えば，代謝性アシドーシスと呼吸性アルカローシスの同時発生，代謝性アルカローシスと呼吸性アシドーシスの同時発生などである．

代償は予測範囲内か？ 10

代償の予測値の計算

後輩（以下㊡） 単純性酸塩基平衡障害（単純性障害）に対して代償があるかないか？――について，8章によると，実測値が基準の範囲を超えていたら代償ありと仮診断するのですよね．

先輩（以下㊛） イエス．単純性障害なら，それでだいたいうまくいくと思います．しかし，すべて単純性障害というわけではありません．実は，代償の程度は，経験的に予測できるのです．

㊡ ヘェーー

㊛ そこで，最初に発生した酸塩基平衡障害から予測できる，代償性変化の予測値を計算します．そして，実測値と比べます．もし，代償性変化の予測値と実測値に大きな差があれば，最初の障害は1つではなく，複数の障害が同時発生していると判断します．

㊡ どのように考えるのでしょうか．

㊛ 実測値が代償の予測値と一致する場合は単純性障害で，一致しない場合は混合性障害といえるのです．本章では，単純性障害に対する二次性変化の予測値について考えてみます．

㊡ 基準値と比べて予想し，計算して予測するのですね．

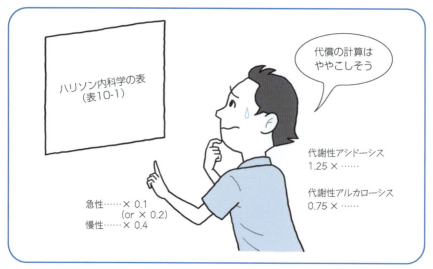

図 10-1　代償の予測値の計算はややこしそう

A 二次性変化の程度が予測される値かを判定する：advanced

　単純性障害に対する第1ステップは7・8章のとおりであるが，単純性障害を前提とした仮診断である．次の段階として，仮診断の妥当性を検討する．その一歩（第2ステップ）として「代償の程度が予測される範囲か？」を検討する．具体的には，実測値を予測値と比べる．以下に，予測される代償性（二次性）変化の予測値の計算法を示す．

　経験的に，一次性変化に応じた予想される二次性変化の程度が分かっているので，計算して二次性変化が一次性変化に応じて予測される値かを判断する．その計算の係数がややこしめなので困る（**図10-1**）．ベッドサイドでは，表や計算器などを使わずに手軽に判断したいものである．では，どうするか？

　代謝性アシドーシス，代謝性アルカローシスにおける呼吸性代償の予測値は**表10-1**のような係数（これらの係数は経験的に得られた値である）を用いて計算できる．この係数は本によって若干異なるが，本書ではハリソン内科学に記されている係数に基づいて考えている．実測値が予測値の範囲内なら単純性障害，範囲外なら別の障害の同時発生がある混合性障害と判断する．実測値と予測値に相

表 10-1 単純性酸塩基平衡障害における代償の予測値と pH, HCO_3^-, pCO_2 のパターン

障害		代償の予測値	実測値のパターン		
			pH	HCO_3^-	pCO_2
代謝性アシドーシス		$pCO_2=(1.5 \times HCO_3^-)+8\pm 2$ (Winters formula) or HCO_3^- 1 mmol/L 低下につき pCO_2 1.25 mmHg 低下 or $pCO_2=[HCO_3^-]+15$	低下	低下	低下
代謝性アルカローシス		HCO_3^- 1 mmol/L 上昇につき pCO_2 0.75 mmHg 上昇 or HCO_3^- 10 mmol/L 上昇につき pCO_2 6 mmHg 上昇 or $pCO_2=[HCO_3^-]+15$	上昇	上昇	上昇
呼吸性アルカローシス	急性	pCO_2 1 mmHg 低下につき HCO_3^- 0.2 mmol/L 低下	上昇	低下	低下
	慢性	pCO_2 1 mmHg 低下につき HCO_3^- 0.4 mmol/L 低下			
呼吸性アシドーシス	急性	pCO_2 1 mmHg 上昇につき HCO_3^- 0.1 mmol/L 上昇	低下	上昇	上昇
	慢性	pCO_2 1 mmHg 上昇につき HCO_3^- 0.4 mmol/L 上昇			

☞ 10 章　　　　☞ 8 章

[Fauci A, et al (eds): Harrison's Principles of Internal Medicine, 19th ed, McGraw-Hill Professional, 2015 より和訳して作成]

当な差（2 以内なら差なし，4 を超えるなら確実，2〜4 ならグレー）がある場合は混合性障害の可能性が出てくる．

　代謝性アシドーシスなら，HCO_3^- 1 mEq/L（mmol/L）の低下につき pCO_2 が 1.25 mmHg 低下し，代謝性アルカローシスなら HCO_3^- 1 mEq/L の上昇につき pCO_2 が 0.75 mmHg 上昇するという関係がある（**表 10-1**）．そこで，これらの係数を使って計算し，実測値と比べると，予測された代償と同じか判定できる．しかしベッドサイドで暗算するにはやや煩雑で，いつもしていないと忘れてしま

A．二次性変化の程度が予測される値かを判定する：advanced

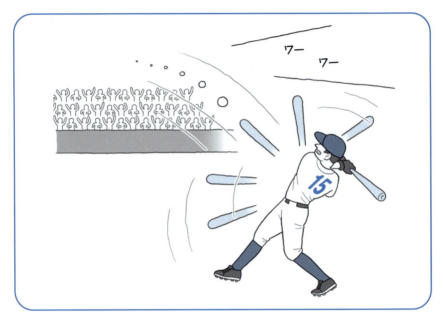

図 10-2　背番号 15

う．そこで，簡便法として，ハリソン内科学に記してあるように HCO_3^- の値に 15 を足す方法を用いるとよい（**図 10-2**；**表 10-1** の代謝性アシドーシス，代謝性アルカローシスでの $pCO_2 = HCO_3^- + 15$ を参照）．

　では，この 15 という値——マジックナンバーと言われているが，どのような値なのか？　どうして 15 を足せばよいのか？——を説明したい．**表 10-2** を見てほしい．HCO_3^- に 15 を足した値と，代謝性アシドーシスで 1.25，代謝性アルカローシスで 0.75 の係数を用いた値を比較した表である．HCO_3^- に 15 を足した値❹と係数を用いて計算した値❸の差❺を見てほしい．その差はだいたいにおいて −2.0〜+2.0 の間に収まっている．この程度の差は「ほぼ等しい」と判断できるため，HCO_3^- の値に 15 を足す方法を採れるのである（**図 10-3**）．

　なお，代謝性アシドーシスに対する呼吸性代償の予測値を計算する Winters formula：$pCO_2 = 1.5 \times HCO_3^- + 8 \pm 2$（代謝性アシドーシスに特化した式；**表 10-1**）は，HCO_3^- の値がかなり低い場合（例えば 10 mEq/L 以下）に，$HCO_3^- + 15$ に比し，係数を用いた計算値に近い値となるので，重症の代謝性アシドーシスではこちらの方がよいかもしれない．ただし，この式にしても，「いつも使っていないと忘れてしまう」という声が多い．なおセシル内科学原書 25 版でもこの式で pCO_2 の予測をしている．

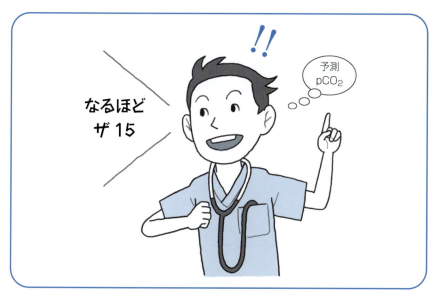

図 10-3　計算表をみて 15 の由来に納得（なるほどなー）

> **メモ**　マジックナンバー使用上の注意
>
> HCO_3^- が低い場合は，Winters formula を使うのがよい（**表 10-2**）．なお，代償の限度は 65 mmHg（Ganong）までである．

どの係数や予測式を使うかは，統一されていないので若干困るが，考えかたを理解していれば大きな間違いはないだろう．

B　代償の予測の第 2 ステップ

 代償の程度を評価

第 2 ステップ
（予測値の計算）
　1　代謝性障害に対する呼吸性代償の予測値を計算
　2　呼吸性障害に対する代謝性代償の予測値を計算

表 10-2　計算表（説明のためです）

代謝性障害	HCO₃⁻測定値 (mEq/L)	正常(24)との差	予測される pCO₂ 変化 (mmHg/mEq 差)	予測される pCO₂ 変化
代謝性アシドーシス	4	−20	×1.25	−25
	5	−19	×1.25	−23.75
	6	−18	×1.25	−22.5
	7	−17	×1.25	−21.25
	8	−16	×1.25	−20
	9	−15	×1.25	−18.75
	10	−14	×1.25	−17.5
	11	−13	×1.25	−16.25
	12	−12	×1.25	−15
	13	−11	×1.25	−13.75
	14	−10	×1.25	−12.5
	15	−9	×1.25	−11.25
	16	−8	×1.25	−10
	17	−7	×1.25	−8.75
	18	−6	×1.25	−7.5
	19	−5	×1.25	−6.25
	20	−4	×1.25	−5
	21	−3	×1.25	−3.75
	22	−2	×1.25	−2.5
	23	−1	×1.25	−1.25
正常	24	0		0
代謝性アルカローシス	25	1	×0.75	0.75
	26	2	×0.75	1.5
	27	3	×0.75	2.25
	28	4	×0.75	3
	29	5	×0.75	3.75
	30	6	×0.75	4.5
	31	7	×0.75	5.25
	32	8	×0.75	6
	33	9	×0.75	6.75
	34	10	×0.75	7.5
	35	11	×0.75	8.25
	36	12	×0.75	9
	37	13	×0.75	9.75
	38	14	×0.75	10.5
	39	15	×0.75	11.25
	40	16	×0.75	12

pCO_2 予測値	HCO_3^-+15	予測値と HCO_3^-+15 との差	1.5 [HCO_3^-]+8 ±2 (Winters formula)	予測値と 1.5 [HCO_3^-]+ 8±2 との差
15	19	−4	14	1
16.25	20	−3.75	15.5	0.75
17.5	21	−3.5	17	0.5
18.75	22	−3.25	18.5	0.25
20	23	−3	20	0
21.25	24	−2.75	21.5	−0.25
22.5	25	−2.5	23	−0.5
23.75	26	−2.25	24.5	−0.75
25	27	−2	26	−1
26.25	28	−1.75	27.5	−1.25
27.5	29	−1.5	29	−1.5
28.75	30	−1.25	30.5	−1.75
30	31	−1	32	−2
31.25	32	−0.75	33.5	−2.25
32.5	33	−0.5	35	−2.5
33.75	34	−0.25	36.5	−2.75
35	35	0	38	−3
36.25	36	0.25	39.5	−3.25
37.5	❸ 37	❹ 0.5	❺ 41	−3.5
38.75	38	0.75	42.5	−3.75
40	39	1	44	−4
40.75	40	0.75		
41.5	41	0.5		
42.25	42	0.25		
43	43	0		
43.75	44	−0.25		
44.5	45	−0.5		
45.25	46	−0.75		
46	47	−1		
46.75	48	−1.25		
47.5	49	−1.5		
48.25	50	−1.75		
49	51	−2		
49.75	52	−2.25		
50.5	53	−2.5		
51.25	54	−2.75		
52	55	−3		

❶ アシドーシス側では HCO_3^- 1 mEq/L の低下につき pCO_2 1.25 mmHg 低下

❷ アルカローシス側では HCO_3^- 1 mEq/L の上昇につき pCO_2 0.75 mmHg 上昇

❸ 係数を用いて計算した予測値

❹ 15 を足した値（HCO_3^-＋15）

❺ 差（❸-❹）は±2以内でほぼ等しい
↓
15 を足すだけの方が簡便

B. 代償の予測の第 2 ステップ

1 代謝性障害に対する呼吸性代償の予測値を計算

a. 代謝性アシドーシス，代謝性アルカローシスに対する呼吸性代償の予測値

　代謝性アシドーシス，代謝性アルカローシスに対する二次性変化（呼吸性代償）の予測値として，簡便法では HCO_3^- に 15 を足した値を使用する．この値が実測 pCO_2 の値と等しいかを確認する．この値で，一次性変化に対する二次性変化の程度が予測できるからである．実測値が予測値（HCO_3^- ＋15）の±2 の範囲に入っていれば，予測通りの代償性（二次性）変化があると判断する．つまり，代謝性アシドーシスまたは代謝性アルカローシスの呼吸性代償と確定できる．単純性障害なら，言いかえると，一次性変化が代謝性アシドーシスまたは代謝性アルカローシスのみなら，HCO_3^- に 15 を足した値が実測 pCO_2 に近いはずである．これを確認するため，HCO_3^- ＋15 の値と実測 pCO_2 の値を比べる．

　逆に言うと，HCO_3^- ＋15 の値から実測値が外れている場合は，呼吸性障害も合併した混合性障害と判断できる（☞本章例 4）．

　なお，健常者では，HCO_3^- の基準値 24 mEq/L に 15 を足すと 39 になり，正常の pCO_2 値 40 mmHg とほぼ等しい（図 10-4）（☞5 章）．

> **メモ　予測値と実測値の差の判断**
>
> 　HCO_3^-＋15 が実測値の±2 以内なら確実に等しいといえるが，境界線を考えると，逆に±4 を越えたら確実に違うといえる．つまり，実測値と 2〜4 の違いはグレーゾーンである．

❶代謝性障害＋代償性変化の例：実測値が代償の予測値の範囲内（単純性障害）

> **例 1**
> 前掲（☞8 章例 1）に当てはめると，
> pH　　　　　7.25
> pCO_2　　　　28 mmHg
> pO_2　　　　 102 mmHg
> HCO_3^-　　　12 mEq/L
> BE　　　　 −13.7 mEq/L

①pH の判断：pH＜7.35 　➡アシデミア

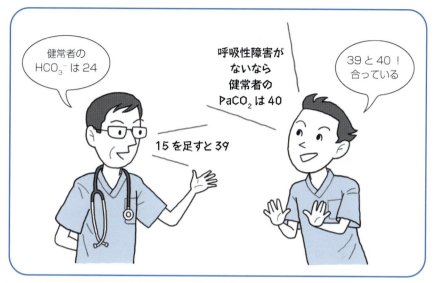

図 10-4　健常者で 15 を足してください：24+15=39（約 40）

②代謝性・呼吸性の判断：アシデミアの状態で
$$HCO_3^- < 22\,mEq/L \quad \rightarrow 代謝性アシドーシス$$
③代償の判断：予想される代償性変化は pCO_2 の低下である．pCO_2 は基準値より低い（$pCO_2<35$ なので）　→呼吸性代償（単純性障害なら）
しかし，pH は正常化していない　→部分的代償
④pCO_2 の予測値：12+15=27 mmHg．pCO_2 の実測値（28 mmHg）は，予想される代償の範囲内（27±2）と判断できる

例 2　(☞ 8 章例 2)

pH	7.47
pCO_2	50 mmHg
pO_2	90 mmHg
HCO_3^-	35 mEq/L
BE	10.9 mEq/L

①pH の判断：7.45<pH　→アルカレミア
②代謝性・呼吸性の判断：アルカレミアの状態で
$$26\,mEq/L < HCO_3^- \quad \rightarrow 代謝性アルカローシス$$

③代償の判断：予想される代償性変化はpCO₂の上昇である．pCO₂は基準値より上昇している（45＜pCO₂なので）　→呼吸性代償（単純性障害なら）

しかし，pHは正常化していない　→部分的代償

④代償の予測値：pCO₂の予測値は，35＋15＝50 mmHg．pCO₂の実測値（50 mmHg）は，この予測値に等しい．

❷ 混合性障害の例：実測値が代償の予測値の範囲外

　もし，代謝性障害でpCO₂の実測値が予測値（HCO₃⁻＋15）の±2の範囲内なら，単純性障害と考えてよい．一方，範囲外の場合，混合性障害へと仮診断を変更する．例えば，①代謝性アシドーシスの場合，pCO₂の実測値がHCO₃⁻＋15より2を超えて高いときは代謝性アシドーシスと呼吸性アシドーシスの同時発生（☞本章例3，14章例2），②代謝性アルカローシスの場合，pCO₂の実測値がHCO₃⁻＋15より2を超えて低いときは代謝性アルカローシスと呼吸性アルカローシスの同時発生（☞本章例4）の可能性が出てくる．

例3

pH	7.29
pCO₂	40 mmHg
pO₂	100 mmHg
HCO₃⁻	19 mEq/L
BE	−6.9 mEq/L

①pHの判断：pH＜7.35　→アシデミア
②代謝性・呼吸性の判断：アシデミアの状態で
$$HCO_3^- < 22\,mEq/L \quad →代謝性アシドーシス$$
③代償の判断：単純性の代謝性アシドーシスとして予想される代謝性変化はpCO₂の低下である．しかし，pCO₂は基準範囲内で低下していない　→呼吸性代償があるとはいえない
④代償の予測値：pCO₂の予測値は，19＋15＝34 mmHg．pCO₂の実測値（40 mmHg）は，この予測値より4を超えて高いので，確実に呼吸性アシドーシスもあると判断できる（代謝性アシドーシス＋呼吸性アシドーシスの同時発生）．つまり混合性障害である．
⑤患者イメージ：例えばショック患者で，呼吸筋疲労が出始めた状態．

> **例4**
> pH　　　　7.52
> pCO₂　　　38 mmHg
> pO₂　　　 92 mmHg
> HCO₃⁻　　 30 mEq/L
> BE　　　　6.8 mEq/L

① pHの判断：7.45＜pH　→アルカレミア
② 代謝性・呼吸性の判断：アルカレミアの状態で

　　　　　　　　　26 mEq/L＜HCO₃⁻　→代謝性アルカローシス
③ 代償の判断：単純性の代謝性アルカローシスとして予想される代償性変化は，pCO₂の上昇である．しかし，pCO₂は基準範囲内で上昇していない　→呼吸性代償があるとはいえない
④ 代償の予測値：pCO₂の予測値は，30＋15＝45 mmHg．pCO₂の実測値（38 mmHg）は，予測値より4を超えて低いので，確実に呼吸性アルカローシスもあると判断できる（代謝性アルカローシス＋呼吸性アルカローシスの同時発生）．つまり混合性障害である．
⑤ 患者イメージ：このような状況はよくある．利尿薬（☞13章）の使用中で代謝性アルカローシスになっている人が，何らかの理由で人工呼吸器を装着されているような状態．

 単純性障害を確定するために

予測 pCO₂ を計算
↓
HCO₃⁻ ＋15 の値と pCO₂ 実測値を比べる

　例えば，アシデミアでHCO₃⁻が17 mEq/Lなら代謝性アシドーシスがあると判断するが，このときのpCO₂が基準範囲以下なら，計算しなくてもまずは呼吸性代償ありと判断できる．一方，計算で代償の程度を推測すると，代償が完成したときのpCO₂は32 mmHg（HCO₃⁻＋15で算出）と予測できる（この32は基準範囲より低い）．もし，実測のpCO₂が40 mmHgとしたら，予測pCO₂（HCO₃⁻＋15）の32 mmHgより高いので，呼吸性アシドーシスも同時発生していると判断する．　→混合性障害

B．代償の予測の第2ステップ

> **メモ　用語コーナー**
>
> 「代償」とは，単純性障害で，pHを元に戻そうとする反応として考えるとよい．混合性障害では2種類以上の異常が同時発生するので，混合性障害で「代償」という用語を使用すると混乱する．

2 呼吸性障害に対する代謝性代償の予測値を計算

a. 呼吸性アシドーシスに対する代謝性代償の予測値

呼吸性アシドーシスは，原因としてpCO_2が上昇する病態である．代償性（二次性）変化として，HCO_3^-が上昇する．pCO_2の上昇の程度に応じたHCO_3^-上昇の程度が予測できる．その予測値と実測値に相当な差がある場合は，単純性障害（異常が1種類）ではなく，混合性障害の可能性が高いと判断する．

このときの代償の予測される程度であるが，急性呼吸性アシドーシスと慢性呼吸性アシドーシスで異なる．

急性呼吸性アシドーシスではpCO_2 1 mmHgの上昇につきHCO_3^- 0.1 mEq/Lの上昇，慢性呼吸性アシドーシスではpCO_2 1 mmHgの上昇につきHCO_3^- 0.4 mEq/Lの上昇である（**表10-1，図10-5**）．

代謝性代償の予測値

呼吸性障害（呼吸性アシドーシス，呼吸性アルカローシス）に対する二次性変化

b. 呼吸性アルカローシスに対する代謝性代償の予測値

呼吸性アルカローシスは，原因としてpCO_2が低下する病態である．代償性（二次性）変化として，HCO_3^-が低下する．pCO_2低下の程度に応じたHCO_3^-低下の程度が予測できる．その予測値と実測値に相当な差がある場合は，単純性障害（異常が1種類）ではなく，混合性障害の可能性が高いと判断する．

このときの代償の予測される程度であるが，急性呼吸性アルカローシスと慢性呼吸性アルカローシスで異なる．

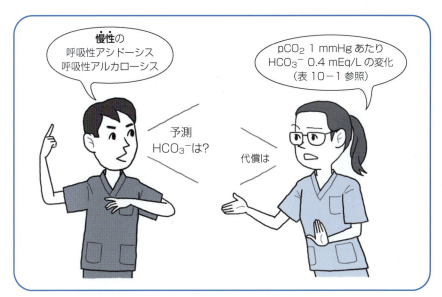

図 10-5　慢性の呼吸性障害に対する係数

　急性呼吸性アルカローシスでは pCO_2 1 mmHg の低下につき HCO_3^- 0.2 mEq/L の低下，慢性呼吸性アルカローシスでは pCO_2 1 mmHg の低下につき HCO_3^- 0.4 mEq/L の低下である（**表 10-1**，**図 10-5**）．なお，慢性呼吸性アシドーシスに対する代償性変化の限度は HCO_3^- 38 mEq/L ぐらいまでである．これを超えている場合，代謝性アルカローシスの同時発生を考える．

c. 慢性呼吸性アシドーシス，慢性呼吸性アルカローシスに対する代償性変化の予測値

　慢性の呼吸性障害，つまり慢性呼吸性アシドーシス，慢性呼吸性アルカローシスで pCO_2 1 mmHg の低下につき HCO_3^- 0.4 mEq の低下であり，アルカローシス，アシドーシスで共通の値なので，覚えやすい（**表 10-1**，**図 10-5**）．しかし，急性になると，アシドーシスでは 0.1，アルカローシスでは 0.2 となり 1 つの値ではないので，覚えにくい（**表 10-1**，**図 10-6**）．いつもやっている人ならよいが，ときどきだと，つい忘れたりして，やや面倒な計算となってしまうのである．そこで，中間をとって，勝手に 0.15 で計算している人たちもいる．現実的にはいつもやっていないと，予測される代償の程度の計算は難しいようである．

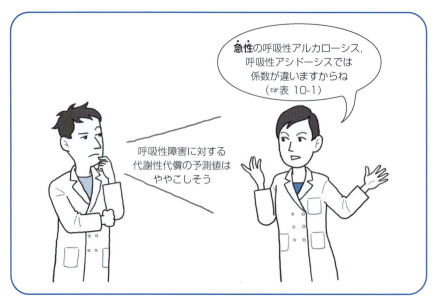

図 10-6 急性の呼吸性障害に対する係数

Q 呼吸性障害で急性か慢性かを見分けるにはどうしたらよいですか？

　急性呼吸性アルカローシスなら HCO_3^- が 0.2 mEq/pCO_2 1 mmHg 低下するとして予測 HCO_3^- を計算し，急性の呼吸性アシドーシスなら HCO_3^- が 0.1 mEq/pCO_2 1 mmHg 上昇するとして予測 HCO_3^- を計算します．実測値が予測範囲内であれば，急性の呼吸性障害と判断できます．もしそうでない場合は，慢性として計算し，実測値が予測範囲内であれば慢性の呼吸性障害と判断できますが，範囲外であれば混合性障害の可能性が高くなります．一般に急性は時間単位の変化で，慢性は日単位の変化です．慢性の代償が完成するには 2〜5 日かかります．

 単純性の呼吸性障害を確定するため

予測 HCO_3^- を計算

❶呼吸性障害＋代償性変化の例：実測値が代償の予測値の範囲内（単純性障害）

例5
pH	7.47
pCO$_2$	30 mmHg
pO$_2$	100 mmHg
HCO$_3^-$	21 mEq/L
BE	−2.1 mEq/L

①pHの判断：7.45＜pH →アルカレミア
②代謝性・呼吸性の判断：アルカレミアの状態で
　　　　　　　　　　　　　　pCO$_2$＜35 mmHg →呼吸性アルカローシス
③代償の判断：予想される代償性変化はHCO$_3^-$の低下である．HCO$_3^-$は基準値に比し低下している（＜22 mEq/Lなので）→代謝性代償（単純性障害なら）
④代償の予測値：pCO$_2$は30 mmHgであり，基準値40 mmHgより10 mmHg低い．仮に慢性の変化とすると，pCO$_2$ 1 mmHgの低下につき，HCO$_3^-$は0.4 mEq/L低下するので，(40−30)×0.4＝4 mEq低下すると予測される．HCO$_3^-$の基準値を24 mEq/Lとすると，24−4＝20が予測値となる（**表10-1**）．範囲で示すと20±2 mEqなら確実に差なしと判断できる．実際のHCO$_3^-$（21 mEq/L）は，予想される代償の範囲（20±2）内である．
→呼吸性アルカローシスの代謝性代償と判断する．

例6
pH	7.33
pCO$_2$	59 mmHg
pO$_2$	74 mmHg
HCO$_3^-$	30 mEq/L
BE	4.3 mEq/L

①pHの判断：pH＜7.35 →アシデミア
②代謝性・呼吸性の判断：アシデミアの状態で
　　　　　　　　　　　　　　45 mmHg＜pCO$_2$なので呼吸性アシドーシス
③代償の判断：予想される代償性変化はHCO$_3^-$の上昇である．HCO$_3^-$は基準値に比し上昇している（26 mEq/L＜なので）→代謝性代償（単純性障害なら）

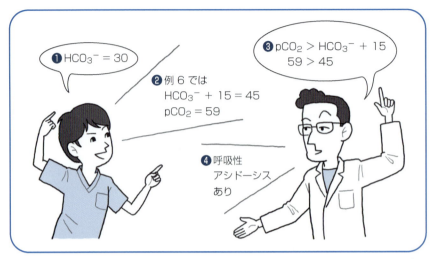

図 10-7　HCO_3^-＋15 を用いても呼吸性アシドーシスが分かる（☞ p121 メモ）

④代償の予測値：pCO_2 は 59 mmHg であり，基準の 40 mmHg より 19 mmHg 高い．もし仮に慢性の変化とすると pCO_2 1 mmHg の上昇につき，HCO_3^- は 0.4 mEq 上昇するので，$(59-40) \times 0.4 = 7.6$ mEq 上昇すると予測される（**表 10-1**）．HCO_3^- の基準値を 24 mEq/L とすると，$24 + 7.6 = 31.6$ が予測値となり，範囲で示すと 31.6 ± 2 mEq と予測される．実際の HCO_3^-（30 mEq/L）は，予測される代償の範囲（31.6 ± 2）内である．

→呼吸性アシドーシスの代謝性代償と判断する（**図 10-7**）．

pH は正常化していないので部分的代償といえるが，ここまでの代償が限界であり，代償性変化のみでは pH を正常化できない状況である．代謝性アルカローシスの病態が同時発生したら，pH は正常化するであろう．

❷混合性障害の例：実測値が代償の予測値の範囲外

例 7	
pH	7.30
pCO_2	55 mmHg
pO_2	70 mmHg
HCO_3^-	26 mEq/L
BE	0.2 mEq/L

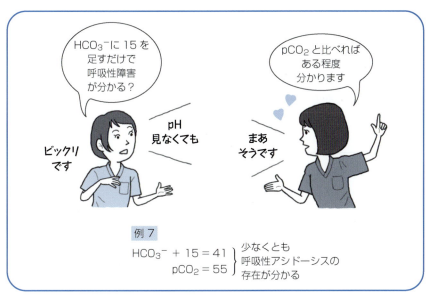

図 10-8　裏ワザコーナー（☞ p121 メモ）

① pH の判断：pH＜7.35　→アシデミア
② 代謝性・呼吸性の判断：アシデミアの状態で

　　　　　　　　　45 mmHg＜pCO_2　→呼吸性アシドーシス（**図 10-8**）
③ 代償の判断：予想される代償性変化は HCO_3^- の上昇である．しかし HCO_3^- は基準範囲内で上昇していない　→代謝性代償があるとはいえない
④ 代償の予測値：pCO_2 は 55 mmHg であり，基準の 40 mmHg より 15 mmHg 高い．もし仮に慢性の変化とすると，pCO_2 1 mmHg の上昇につき，HCO_3^- は 0.4 mEq 上昇するので，(55−40)×0.4＝6.0 mEq 上昇すると予測される（**表 10-1**）．HCO_3^- の基準値を 24 mEq/L とすると，24＋6.0＝30.0 が予測値となり，範囲で示すと 30.0±2 mEq と予測される．実際の HCO_3^-（26 mEq/L）は，予測される代償の範囲（30.0±2）を超えて低いので，もともと代謝性アシドーシスが存在していると推定できる．
　→呼吸性アシドーシスと代謝性アシドーシスの同時発生による混合性障害と判断する．

| 例8 | 代謝性アシドーシス＋呼吸性アルカローシスでpH正常化 |

（詳しくは17章で）

pH	7.39
pCO$_2$	22 mmHg
pO$_2$	90 mmHg
HCO$_3^-$	13 mEq/L
BE	－10.9 mEq/L

①pHの判断：7.35＜pH＜7.45　→正常
②③代謝性・呼吸性と代償の判断

pH正常でHCO$_3^-$，pCO$_2$ともに低い ─┬─ 代謝性アシドーシスの呼吸性完全代償
　　　　　　　　　　　　　　　　　├─ 呼吸性アルカローシスの代謝性完全代償
　　　　　　　　　　　　　　　　　└─ 代謝性アシドーシスと呼吸性アルカローシスの同時発生

④代償の予測値：代謝性アシドーシスとした場合，pCO$_2$の予測値＝13＋15＝28 mmHg．実測pCO$_2$値22 mmHgは予測値より低いので，呼吸性アルカローシスの同時発生もあると判断する．つまり混合性障害である．

⑤患者イメージ：ショックで乳酸が増加している患者を，人工呼吸で過換気にして，pHが正常化した――みたいなイメージ．代謝性アシドーシスと人工呼吸による呼吸性アルカローシスが混在している．

| 例9 | 呼吸性アルカローシス＋代謝性アルカローシス |

pH	7.58
pCO$_2$	22 mmHg
pO$_2$	90 mmHg
HCO$_3^-$	20 mEq/L
BE	－1.7 mEq/L

①pHの判断：7.45＜pH　→アルカレミア
②代謝性・呼吸性の判断：アルカレミアの状態で
　　　　　　　　　　　　　　pCO$_2$が低い　→呼吸性アルカローシス
③代償の判断：予想される代償性変化はHCO$_3^-$の低下である．HCO$_3^-$は低下している（＜22 mEq/Lなので）　→代謝性代償の可能性あり（単純性障害なら）
④代償の予測値：呼吸性アルカローシスとして予想されるHCO$_3^-$の低下は，0.4×（40－22）＝7.2 mEq/L．24－7.2＝16.8 mEq/LがHCO$_3^-$の予測値となる．実

測値は予測値より高いので代謝性アルカローシスの同時発生が考えられる．つまり，本例は単純性障害ではなく混合性障害である．

⑤ **患者イメージ**：大量輸液後の患者が，人工呼吸で過換気になっている——みたいなイメージ．代謝性アルカローシスと呼吸性アルカローシスが混在している．

過換気の原因——例えば，プレッシャーサポートレベルが高く一回換気量が増加とか，痛みなどで呼吸回数が多い…などが考えられる．

> **メモ**　「$HCO_3^- + 15 = pCO_2$ なら呼吸性に異常なし」の意味は？
>
> 　これまで，$HCO_3^- + 15$ は，代謝性障害があるときに呼吸性代償の値を予測するために使うと強調してきたが，実は呼吸性障害そのものの存在を疑う簡単な目安にもなる（図 10-7，図 10-8；☞7 章例 2，8 章例 3）．
> 　$HCO_3^- + 15 = pCO_2$ ならば，「呼吸性に異常なし」を示している．つまり，呼吸性障害のないときの pCO_2 は，$HCO_3^- + 15$ に等しい（☞図 10-4）．この「呼吸性に異常なし」の意味は，①まったく正常，②代謝性障害の代償として予測される正常な反応はあるが，一次性変化としての呼吸性障害はない（☞本章例 1・2）——を意味している．
> 　逆に $HCO_3^- + 15$ が pCO_2 と等しくない場合は，一次性変化として少なくとも呼吸性障害はあると考えてよい（☞本章例 3〜9，図 10-8）．

C　実測値と代償の予測値の関係

概念整理のためのチャートです．丸覚えしないでください．考えて書けるようにしてください．

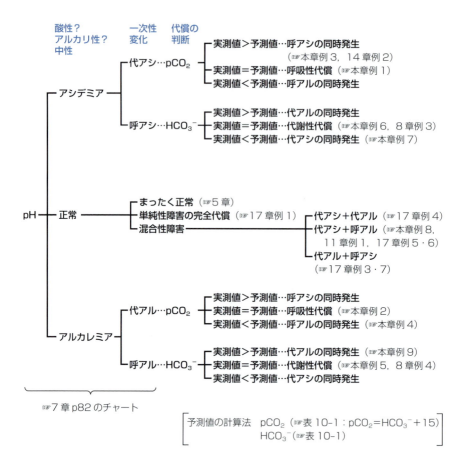

代謝性アシドーシス 11

最初の出来事は？

先輩（以下㊟） 代謝性アシドーシスの病態は，「酸の増加」か「塩基の減少」です．

後輩（以下㊡） 酸が増加するとpHが低下するのはよく分かりますが，塩基の減少が分かりづらいのですが．

㊟ ですよね．塩基が減少してpHが低下するのは，「相対的に酸が増える」と考えれば，納得がいくと思うのです．

㊡ なるほど，塩基が減れば，相対的に酸が増えますよね．

㊟ 本章では，代謝性アシドーシスと判断した後，次にその原因を「酸の増加」と「塩基の減少」に分ける考えかたについて解説します．

Henderson-Hasselbalchの式（下記②；☞4章）によれば，pHはpCO_2とHCO_3^-の比で決まる．

代謝性アシドーシスが発生した直後には，このpHが低下する．その後，代償性変化（☞8章）で，pHは基準範囲に向かって部分的に元に戻るか，完全に戻る（☞図9-1）．完全に戻るとは，基準範囲内に達するという意味であるが，基準範囲内でも7.40よりは低い場合が多い．つまり，代謝性アシドーシスならpHは低い（<7.35）か，低め［アシデミアぎみ，low normal（7.35<であるが7.40よりは低い．これをグローバル（世界的）にはlow normalという）］（☞図1-5）である．

代謝性アシドーシスと診断したら，その原因を考える．

$$pH = \log \frac{1}{H^+} = -\log H^+ \quad \cdots\cdots ① (☞図1-1, 図1-2)$$

$$pH = 6.1 + \log \frac{HCO_3^-}{0.03 \times pCO_2} \quad \cdots\cdots ② (☞図4-3)$$

A　代謝性アシドーシスの原因

　上記の2つの式①②を見てほしい（☞1・4章）．まず，代謝性アシドーシスが発生した瞬間（代償の始まる前）を考えてみたい．呼吸性ではないので，とりあえずpCO_2は一定と考える．代謝性アシドーシスの原因となる病態は2種類ある．pHが低下するには，H^+がいきなり増える（式①）か，HCO_3^-が減る（式②）かである．つまり，「酸が増える」か「塩基が減る」である．

　pH，pCO_2，HCO_3^-の関係式から考えると——①H^+が増える or ②HCO_3^-が減る——である．

　言い直すなら，最初（primary）の病態は——①酸（H^+）が増加したか，②塩基（代表としてHCO_3^-）が減少した——である（塩基の定義については4章参照）．

　最初に①酸が増加したのか，②HCO_3^-が減少したのかに関わらず，代謝性アシドーシスでは，結果としてHCO_3^-が低下している．代謝性アシドーシスの原因を診断するには，HCO_3^-の低下が，「①酸増加による」のか，「②酸の増加とは関係なしに最初から（つまり酸は正常で増加していない）」なのかを考える．

　そこで，①H^+の増加（酸の増加）と，②HCO_3^-の減少（塩基の減少）の原因を見ていきたい（図11-1）．

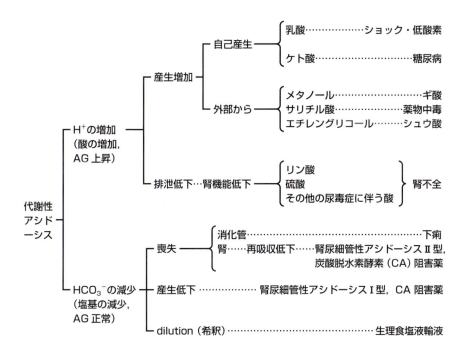

1 H⁺の増加(酸の増加,AG 上昇)

　上のチャートを見てほしい．H^+ の増加は，「酸の産生が増加する」か「酸の排泄が低下する」で発生する．「酸の産生が増加する」のは，もともと体内にある物質を原料として自己産生が増加する場合と，外部から投与された物質を原料として増加する場合がある．自己産生は，ショック時の乳酸，糖尿病でのケト酸などである．外部からの物質による産生は（というより，酸そのものの投与でもあるが），サリチル酸，ギ酸，シュウ酸などの中毒である．「酸の排泄が低下する」のは，腎不全の尿毒症で，硫酸，リン酸，尿毒症性酸（腎不全で上昇する特定できない酸の総称）の排泄が低下する場合である．

　増加する酸の種類は，乳酸，ケト酸，硫酸，リン酸，その他の酸［TCA サイクル（図 11-4）を構成する酸］，サリチル酸，ギ酸，シュウ酸などである．これらの酸をまとめ，人呼んで XA ［リン酸は無機リン（Pi）として測定するので除く］という（図 11-3）．体内で産生され蓄積する酸と，体外から故意に，または誤って投与された物質が代謝されて発生する酸がある．後者は，一般的にいうと薬物中毒［サリチル酸，メタノール，エチレングリコール（不凍液）などに

A．代謝性アシドーシスの原因

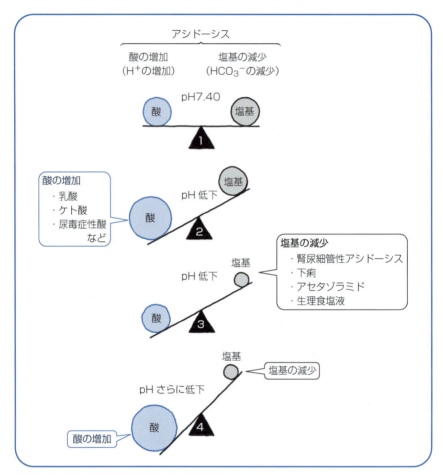

図 11-1 酸と塩基のバランス

よる中毒］である．

看護師（以下看） XAって何ですか？ X Japanなら知っていますけど（**図 11-2**）．
医師（以下医） XAとは，ミスターXみたいなもので，何者か分からないものを指しています（**図 11-3**）．
看 あっ，AはAcidの略ですから，XAとは，特定できない酸という意味でしょうか．

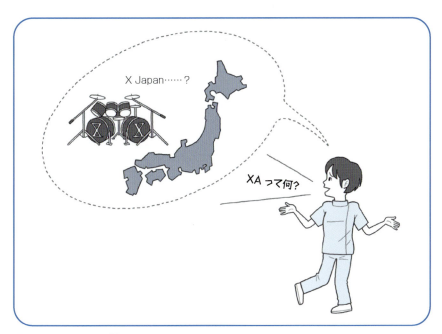

図 11-2　XA って何？

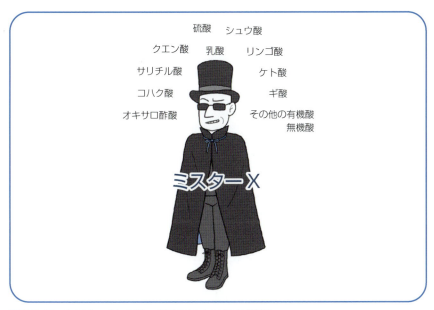

図 11-3　ミスター X（XA＝特定できない酸の総和）

A．代謝性アシドーシスの原因

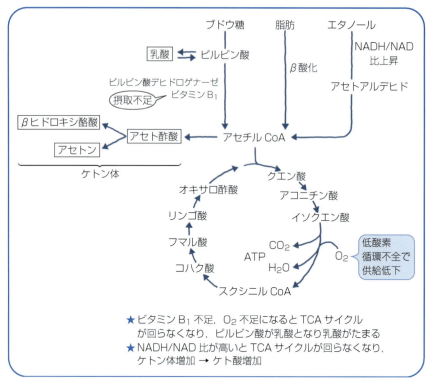

図11-4 乳酸，ケト酸の増加

Ⓜ そうです．例えると，乳酸，ケト酸，硫酸，尿毒症性酸…などの特定できない酸の総和で，個々の酸の量は少ないですが，それらをすべて集めるとある程度の量となるので，XAと表現します．

- 乳酸は，循環不全・低酸素血症，ビタミンB_1不足で発生する（**図11-4**）．循環不全としては，ショック（心原性，循環血液量減少性，血流分布異常性，閉塞性），局所の血流障害（腸間膜動脈閉塞，クラッシュ症候群，虚血再灌流障害）がある．
- ケト酸は，飢餓，糖尿病ケトアシドーシス，アルコール性ケトアシドーシスで増加する．
- 硫酸やリン酸は，腎不全で排泄が低下して蓄積する．硫酸は硫黄を含むアミノ酸（蛋白）の代謝産物として，リン酸はリン脂質やリンを含む蛋白の代謝産物

として産生されるが，通常は尿から排泄される．しかし，腎不全があると排泄が障害され，体内に蓄積する．クレアチニンクリアランスで 25 mL/分以下になると，蓄積し始める．これらが上昇するのは，「腎機能低下」の状態から「腎不全」の状態になってからである．

> **Q 酸の増加をどのように測定するのでしょうか？**
>
> AG（アニオンギャップ）で判断します．健常者の AG は約 12 mEq/L です．AG の上昇は，測定されない酸の上昇である場合が多いのです（☞2章）．なお基準値は血清アルブミン濃度を正常としたときの値です．低アルブミン血症では AG が低値となりますので，アルブミン濃度で補正した補正 AG（☞6章）を用いた方がよいです．測定されない酸とは，つまり XA です．XA やリン酸が増加していない場合は，AG は増えません．
>
> $$AG = Na^+ - Cl^- - HCO_3^- \quad (☞図2\text{-}2)$$

2 HCO_3^- の減少（塩基の減少，AG 正常）

HCO_3^- の減少には，
a. **喪失（消化管や腎からの喪失）**：下痢，腎からの喪失（＝腎での再吸収低下，腎尿細管性アシドーシスⅡ型）（**図 11-5**）
b. **産生低下（腎での産生低下）**：腎尿細管性アシドーシスⅠ型（**図 11-6**），低アルドステロン状態またはアルドステロン不応状態（**図 11-7**）
c. **dilution（希釈）（生理食塩液の輸液；図 11-11）**：dilution acidosis

がある．

消化液には HCO_3^- が含まれる．下痢で消化液を失うと HCO_3^- を失う結果となり，HCO_3^- が減少する．腎尿細管性アシドーシスの原因として，先天性，遺伝性，尿細管間質性障害がある．腎尿細管性アシドーシスは，急性期では，腎糸球体障害に比して，尿細管細胞や間質の障害が強い腎機能障害として見つかる．

a. 腎尿細管性アシドーシスⅡ型（図 11-5）

腎尿細管性アシドーシスⅡ型とは，腎近位尿細管で HCO_3^- の再吸収が低下した状態である．近位尿細管アシドーシスともいう．尿細管細胞では，$CO_2 +$

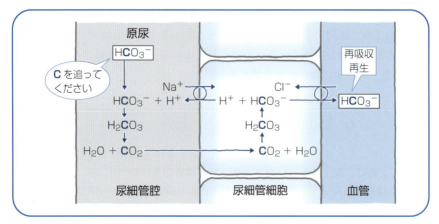

図 11-5 HCO_3^- 再吸収

腎からの HCO_3^- 喪失とは,腎での再吸収低下と同義である.尿細管腔内の HCO_3^- は,腎で再吸収されている.近位尿細管細胞内で $CO_2+H_2O \to H_2CO_3 \to H^+ + HCO_3^-$ の反応で産生された H^+ は,尿細管腔内に分泌され尿細管腔内の HCO_3^- と反応し CO_2 となり,CO_2 は尿細管細胞に入り尿細管細胞内での HCO_3^- 再生の原料となるので,尿細管腔内の HCO_3^- が再吸収されたのと同義になる.腎尿細管性アシドーシスⅡ型では,この HCO_3^- 再吸収が阻害される.CA(carbonic anhydrase,炭酸脱水素酵素)阻害薬(アセタゾラミド)は,緑内障の眼圧低下や利尿が効能であるが,$CO_2+H_2O \to H_2CO_3 \to H^+ + HCO_3^-$ の反応を阻害し,HCO_3^- の再吸収を抑制する.

この反応の障害➡腎尿細管性アシドーシスⅡ型

$H_2O \to H_2CO_3 \to H^+ + HCO_3^-$ の反応があるが,この反応が進まないため,尿細管腔から HCO_3^- の再吸収ができない状態である.内科疾患では Fanconi 症候群,多発性骨髄腫で腎尿細管性アシドーシスⅡ型が発生する.

そこで,尿細管腔から HCO_3^- の再吸収の過程を見てみたい(**図 11-5**).

糸球体で濾過された HCO_3^- とまったく同じ HCO_3^- ではないが,同等の HCO_3^- が再吸収されたのと同義になる.尿細管細胞と血液との HCO_3^- の交換は Cl^- との交換で行われるので(**図 11-5**),HCO_3^- の再吸収が起こると血中から Cl^- が低下する.腎尿細管性アシドーシスⅡ型は,HCO_3^- の再生が低下し,HCO_3^- の再吸収が低下した状態である.その結果,Cl^- と HCO_3^- の交換が低下するため,血液中に Cl^- が溜まり,高 Cl 血症となる.

b-①.腎尿細管性アシドーシスⅠ型(図 11-6)

腎尿細管性アシドーシスⅠ型(遠位尿細管アシドーシス)は通常,腎尿細管細胞の「H^+ の分泌低下」と説明されることが多いが,「HCO_3^- の産生の低下」と

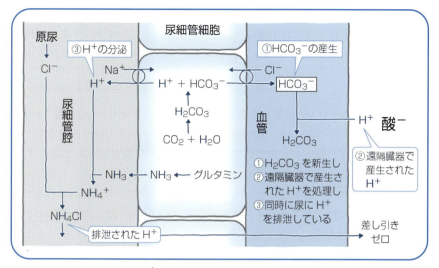

図 11-6　HCO_3^- 産生と H^+ 放出

　腎尿細管細胞では，$CO_2+H_2O \rightarrow H_2CO_3 \rightarrow H^+ + HCO_3^-$ の反応により，HCO_3^- ができ，同時に H^+ が尿細管腔に分泌される．分泌された H^+ が，HPO_4^{2-} や NH_3 と反応する場合は，尿細管腔からの HCO_3^- の再吸収には使用されないので，尿細管細胞からの HCO_3^- は新たに産生された形となる．同時に尿細管腔に分泌された H^+ は，尿に排泄され体内から減る結果となる．これを，H^+ の排泄と HCO_3^- の産生（新生）と表現している．腎尿細管性アシドーシスⅠ型ではこの反応が阻害される．
　この反応の障害➡腎尿細管性アシドーシスⅠ型

同じ意味である．

　尿細管細胞では，グルタミンから NH_3 が産生される．同時に，$CO_2+H_2O \rightarrow H_2CO_3 \rightarrow H^+ + HCO_3^-$ の反応も起こっている．尿細管細胞から H^+ が尿細管腔に分泌されると，H^+ に NH_3 が引き寄せられて，NH_3 も尿細管腔に出て NH_4^+ となる．この NH_4^+ は Cl^- とペアになり，NH_4Cl として尿中に排泄される（**図 11-6**）．この H^+ が産生されるとき，HCO_3^- も同時産生されている．同時産生された HCO_3^- は血中の Cl^- と交換され，結果として血中 HCO_3^- は増え，血中 Cl^- は低下する．内科疾患では，Sjögren 症候群で腎尿細管性アシドーシスⅠ型が発生することが知られている．

　この尿細管細胞での H^+ の産生↓➡H^+ の分泌↓➡NH_4^+ の産生↓➡NH_4Cl として尿に排泄される H^+ の低下が腎尿細管性アシドーシスⅠ型（遠位尿細管アシドーシス）である．H^+ 産生の低下は同時に HCO_3^- の産生低下を伴うので，血中 HCO_3^- が低下する．遠位尿細管アシドーシスでは NH_4^+ の産生が低下するので NH_4Cl として排泄される Cl^- が減少することから，高 Cl 血症となる．

A．代謝性アシドーシスの原因

つまり，近位でも遠位でも腎尿細管性アシドーシスは高 Cl 性アシドーシスである．酸の排泄が低下する腎不全に至る前の腎機能障害として発生する．軽度の腎機能低下では AG が正常な non-Gap アシドーシスである腎尿細管性アシドーシスが発生する．

b-②．低アルドステロン，抗アルドステロン作用によるアシドーシス（図 11-7）

アルドステロン症の患者は，低カリウムでアルカローシスというのは有名である（☞ 13 章）．逆に低アルドステロンだとどうなるか？ 高カリウムで高 Cl 性アシドーシスとなる．尿細管細胞のアルドステロンに対する反応が低下しているとき（アルドステロン不応状態）や，抗アルドステロン作用のある薬剤の投与で発生する．具体的には，非ステロイド性抗炎症薬（NSAIDs）による腎障害やアンジオテンシン変換酵素（ACE）阻害薬や抗アルドステロン薬（スピロノラクトン，カンレノ酸カリウムなど）で発生するので，対策としてこれらの薬剤中止を考える．

アルドステロンの作用が低下すると高 Cl 血症になるわけ

アルドステロンにより，尿細管腔内から Na^+ が吸収されて，交換で K^+ と H^+ が分泌される．イメージ的には，この交換が止まるので体内には K^+ と H^+ が貯まると考えるとよい．

アルドステロンの作用がないと，高カリウム血症が発生する．高カリウム状態は NH_3 を産生する酵素を抑えて，NH_3 の産生を抑制する．そこで，NH_3 は尿細管腔内で H^+ と結合し NH_4^+ となり Cl^- とともに NH_4Cl となり尿に排泄されるが（図 11-6），この反応が NH_3 の産生低下の状況では低下し，尿への NH_4Cl の排泄が低下する．つまり，H^+ と Cl^- の排泄が低下するため，逆に高 Cl 性アシドーシスとなる．尿細管腔への H^+ の分泌があるときには，尿細管細胞で $CO_2 + H_2O \rightleftarrows H_2CO_3 \rightleftarrows H^+ + HCO_3^-$ の反応があるわけだが，H^+ の分泌低下はこの反応が低下していることを意味し，結果として HCO_3^- の産生が低下している――つまりアシドーシスとなる（図 11-7）．治療としては，アルドステロンの作用を抑えている薬［スピロノラクトン（アルダクトンA®），カンレノ酸カリウム（ソルダクトン®）］の投与を中止する．

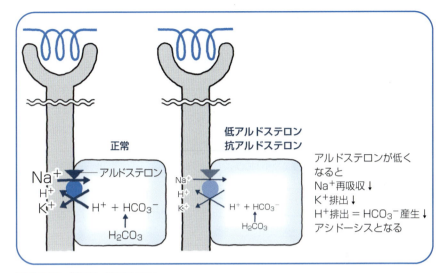

図 11-7 低アルドステロン
K^+, H^+ の分泌低下（高アルドステロンについては 13 章参照）.

B 代謝性アシドーシスの原因の見分けかた：「H^+ の増加か？」「HCO_3^- の減少か？」

　代謝性アシドーシスは，「AG が上昇している」型と「AG が上昇していない」型に分けられる．逆に，AG が上昇していたら，酸の増加による代謝性アシドーシスと分かる．現場に即して言うなら，代謝性アシドーシスを疑ったら，AG を計算し，どちらのタイプの代謝性アシドーシスかを考える．

㊎　ところで，AG って何でしたか？
㊃　$Na^+ - Cl^- - HCO_3^-$ で求めた値です（☞図 2-2）．基準値は 12 mEq/L（1 ダース）です（☞2 章）．
㊎　そうです．しかし，K^+ を入れて計算している場合もあります．その場合の基準値は，陽イオン K^+ の 4 mEq/L を足して 16 mEq/L になります．正式には，血清電解質濃度で計算します．2 章で説明しましたが，動脈血ガス分析器により全血で測定した電解質濃度を使用した場合，AG の数値は低くなりますので，ご注意ください．

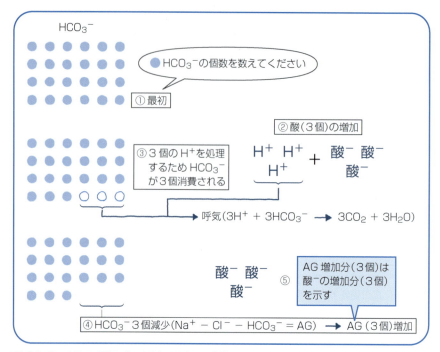

図 11-8 AG の増加（⊿AG）は酸⁻の増加

- 後: AG が上昇していると代謝性アシドーシスですよね．
- 先: ええ．代謝性アシドーシスのときは，AG を計算します．
- 後: そのように覚えていますが，どうしてですか？
- 先: ところで，代謝性アシドーシスの発生原因は，大きく分けるとどうなっていますか？
- 後: 最初に H⁺（酸⁻）が増えたか，酸⁻に変化なく HCO_3^-（塩基）が減ったかで 2 種類に分けられます．
- 先: イエス．AG の上昇は，酸⁻（H⁺）が増えた――を示しています（**図 11-8**）．なので，アシドーシスで AG が上昇していない場合は，HCO_3^- が減った――を示すことになります．
- 後: そうだったのですか！ そこまで気づきませんでした．AG を計算するとアシドーシスの原因の鑑別に役立つのですね．AG の計算は，酸が増えたタイプのアシドーシスを見分けるために便利ですね．
- 先: そう，アシドーシスには，最初に酸が増えたアシドーシスと AG が変化せずに HCO_3^- が減ったアシドーシスがあるのですね．AG が増加したアシドー

- ㊤ シスを anion gap metabolic acidosis（Gap アシドーシス），増加していないアシドーシスを non-anion gap metabolic acidosis（non-Gap アシドーシス）といいます．
- ㊥ つまり，Gap アシドーシスは，最初の病態として酸が増えたアシドーシス，non-Gap アシドーシスは AG が増えずに HCO_3^- が減ったアシドーシス——ということですか？
- ㊤ そうです．私も以前は，酸が増えるのだけがアシドーシスと思い込んでいましたが，言われてみれば，塩基（HCO_3^-）が減ってもアシドーシスになりますよね．
- ㊥ Gap アシドーシスなら，乳酸やケト酸，リン酸，硫酸などの酸が蓄積していることが分かり，これらの酸を上昇させる疾患や病態に焦点が行きます．
- ㊤ non-Gap アシドーシスなら，HCO_3^- が低下する病態・疾患——下痢や腎尿細管性アシドーシス，アセタゾラミドの使用，高 Cl 血症，希釈などを考えるのですね．
- ㊥ Gap アシドーシスと non-Gap アシドーシスの同時発生ってないのですか？
- ㊤ いい質問です．答えはイエス．慢性下痢の人が心筋梗塞を起こして運ばれてきて，血ガス分析したけど，分かりにくくて困りました．結局，Gap アシドーシスと non-Gap アシドーシスの同時発生でした——この場合，AG を使って補正 HCO_3^- を計算して判断します．
- ㊤ 腎機能低下では，糸球体濾過量（GFR）が 20～50 mL/分に低下すると，non-Gap アシドーシス，GFR が 20 mL/分未満になると Gap アシドーシスとなります．尿細管間質性腎障害では，このような経過をたどります．

1 補正 HCO_3^- の計算

　酸の増加による代謝性アシドーシスでは，AG が上昇する．①増加した酸の H^+ は，もともとある HCO_3^- を使って緩衝される．使われた結果，②残った HCO_3^- は減少する．③ HCO_3^- が減少すれば，$AG = Na^+ - Cl^- - HCO_3^-$ で計算される AG は，HCO_3^- の減少した分増加することになる．つまり，AG の増加分（$\varDelta AG$）は，使用された HCO_3^- と等しい（図 11-8, 図 11-9）．言い換えると，④ AG の基準値を 12 mEq/L とすると，$AG - 12$（$= \varDelta AG$）が使用された（減った）HCO_3^- と等しくなる．そこで，⑤酸が増える前のもともとの HCO_3^- の値は，$HCO_3^- + \varDelta AG$（$AG - 12$ mEq/L）で計算できる．これを補正

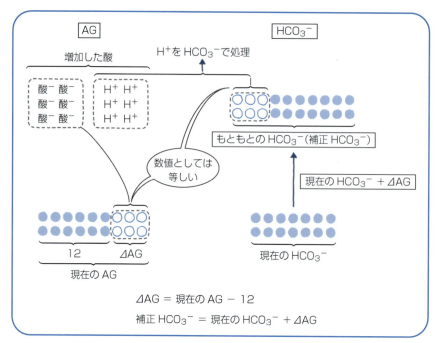

図 11-9 補正 HCO_3^- は現在の HCO_3^- に $\varDelta AG$ を足す

HCO_3^- という（図 11-9）．なお，ハリソン内科学（Harrison's Principles of Internal Medicine）の原書 18・19 版では AG の基準値に 10 mEq/L を使っている．一方，セシル内科学（Goldman-Cecil Medicine）の原書 22・23 版では 12 mEq/L を使っていたが，24・25 版でははっきり記載せず，10〜12 mEq/L となっている．したがって，10 か 12 か深く考えず，考えかたを理解することを重視してほしい．

- 補正 HCO_3^-（図 11-9）が 22〜26 mEq/L の間であれば，もともとは正常といえる．
- 補正 HCO_3^- が 26 mEq/L より高ければ，もともと代謝性アルカローシスが存在していたと判断できる（結果として代謝性アシドーシスと代謝性アルカローシスの同時発生）．
- 補正 HCO_3^- が 22 mEq/L より低ければ，もともと AG が上昇しないアシドーシス（つまり，non-Gap アシドーシス）が存在すると判定できる（結果として Gap アシドーシスと non-Gap アシドーシスの同時発生）．

上述の補正 HCO_3^- は，血清アルブミン濃度（Alb）が正常として算出されている．一方，Alb が低値の場合（ICU の患者で多い），補正 HCO_3^- は補正 AG で計算するのがよいが（☞ 17 章例 5，p236 メモ），統一された見解があるわけではない．この点で補正 HCO_3^- の限界があると思われるので，最初から Alb を考慮に入れた強イオン差（SID）を用いた Stewart アプローチ（☞ p139）で判断するのが便利であると思う．

例 1　補正 HCO_3^- の算出例

pH	7.40
pCO_2	10 mmHg
pO_2	111 mmHg
HCO_3^-	6 mEq/L
BE	-17.1 mEq/L
Na^+	131 mEq/L
Cl^-	103 mEq/L
Alb	4.0 g/dL
Pi	3.0 mg/dL

　AG = 131 − 103 − 6 = 22 mEq/L と増加しているので，Gap アシドーシスがあると判断できる．次に補正 HCO_3^- を計算する．

　AG の基準値（12 mEq/L）との差は 22 − 12 = 10 mEq/L だから，10 mEq/L の HCO_3^- が酸の緩衝に使用されたと考えられる．現在の HCO_3^- は 6 mEq/L なので，もともとの HCO_3^- は，6 + 10 = 16 mEq/L となる．よって，補正 HCO_3^- は 16 mEq/L である．補正 HCO_3^- が基準範囲（22〜26 mEq/L）より低いので，もともと non-Gap アシドーシスもあったと判断できる．

　この例は，Gap アシドーシスと non-Gap アシドーシスの同時発生である．ちなみに，pCO_2 は代謝性アシドーシスに対する呼吸性代償の予測値 $HCO_3^- + 15 =$ 6 + 15 = 21（☞ 図 10-3，表 10-1）よりかなり低いので，代償で低いというより，呼吸性アルカローシスが併発していると判断できる（☞ 図 10-8）．

　心臓弁膜疾患患者が，下痢により non-Gap アシドーシスとなり，心不全悪化のため末梢循環が悪化（つまりショック）して乳酸が蓄積し，Gap アシドーシスを併発し，さらに心不全による頻呼吸のため呼吸性アルカローシスも同時発生し（☞ 図 7-1），結果として pH そのものは基準範囲内となった症例である．

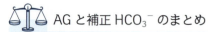
AGと補正HCO_3^-のまとめ

① AGを計算し，
　基準範囲を超えていれば（基準範囲は10〜14 mEq/L；☞2章），
　Gapアシドーシス
② 補正HCO_3^-を計算し，
　26 mEq/Lより大きければ代謝性アルカローシスの合併
　22 mEq/L未満ならnon-Gapアシドーシスの合併
③ HCO_3^-に15を足し，
　pCO_2実測値がこの値の±2の範囲以内なら（☞10章），
　代謝性変化に対して予測される呼吸性代償の範囲内と判断する．

- H^+の増加（酸の増加）＝AGが上昇するアシドーシス＝Gapアシドーシス
- HCO_3^-の減少（酸の増加なし）＝AGが上昇しないアシドーシス＝non-Gapアシドーシス

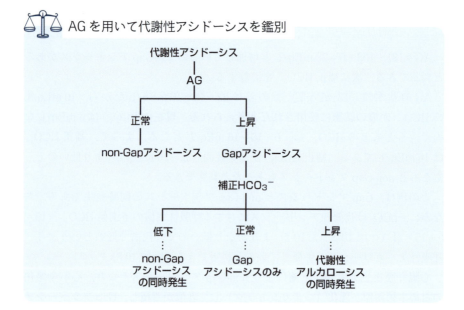
AGを用いて代謝性アシドーシスを鑑別

㊷ 補正HCO_3^-の意義について確認したいです．
㊙ AGの増加は，酸増加がある代謝性アシドーシスを示しています．しかし，

これだけで単純性障害とは断定はできません．他の障害もあるかもしれません．
- 後　代謝性アシドーシスには，酸増加を伴わない代謝性アシドーシスもあります．また，代謝性アシドーシスに代謝性アルカローシスが同時発生していることもあります．
- 先　これらは，混合性障害です．AG が高い場合，AG を突破口として補正 HCO_3^- を計算すると，他の障害の同時発生──混合性障害（酸増加を伴わない代謝性アシドーシスや代謝性アルカローシスの同時発生）──の診断ができます．
- 後　補正 HCO_3^- の意義は，酸増加があるアシドーシスと他の障害（酸増加のないアシドーシス，代謝性アルカローシス）の同時発生を発見することにあると分かりました．

　伝統的には補正 HCO_3^- を使う方法が広まっているが，さらに，次に説明する強イオン差（SID；☞ 5・14 章）を用いると補正 HCO_3^- を計算しなくても，同様の判断ができる．

2 ここで Stewart アプローチ登場

　ここまで，補正 HCO_3^- を計算して，non-Gap アシドーシスやアルカローシスの同時発生の例を解説してきたが，以下に強イオン差（SID）を用いた Stewart アプローチで先述の例 1 を読んでみる（本書の最終目標で，これに慣れるとかなり強力です）．ここから次の C 章以降は 11・14・17 章を読んだ後に戻る形として，当面は読み飛ばしていただいてもよい．

①数値と計算と判断
- HCO_3^- ＋ Alb^- ＋ Pi^- による SID（☞ 5 章）＝ 6 ＋ 4.0 × 2.8 ＋ 3.0 × 0.6 ＝ 6 ＋ 11.2 ＋ 1.8 ＝ 19 mEq/L　➡SID（基準値 36〜41 mEq/L）低い
  　　　　＊Alb（g/dL）と Pi（mg/dL）を Alb^-（mEq/L）と Pi^-（mEq/L）に換算
- Na^+ ＜ 135 mEq/L　➡低い　➡希釈あり
- 希釈（dilutional）（低 Na 血症）があるので Cl^- を補正：補正 Cl^-（☞ 16 章）＝ 103 × 140/ 131 ＝ 110 mEq/L　➡高い
- $Na^+ - Cl^-$ による SID（☞ 5 章）＝ 131 − 103 ＝ 28 mEq/L
- SID ギャップ（☞ 5 章）＝ 28 − 19 ＝ 9 mEq/L　➡SID ギャップあり
  ➡酸の増加あり（☞ 11・14 章）

- HCO_3^- に対する予測 pCO_2（☞図 10-3）＝ 6 ＋ 15 ＝ 21 mmHg　→実測値（10 mmHg）は予測値より 4 を超えて低い　→確実に低い（☞10 章）

②解釈
- SID が低く，Na^+ が低いので希釈によるアシドーシスあり（☞表 14-1）
- SID が低く，Cl^- が高いので高 Cl によるアシドーシスあり（☞表 14-1）
- SID が低く，SID ギャップが存在するので，酸増加によるアシドーシスあり（☞表 14-1）
- pCO_2 の実測値が予測値より確実に低いので，呼吸性アルカローシスあり（☞10 章例 4）

③結論
高 Cl 性アシドーシス＋酸増加によるアシドーシス＋希釈によるアシドーシス＋呼吸性アルカローシスの合併

　補正 HCO_3^- を計算する読みかたでは，non-Gap アシドーシス＋Gap アシドーシス＋呼吸性アルカローシスと判断したが，non-Gap アシドーシスの中身がはっきりせずに止まってしまう．Stewart アプローチでは高 Cl 性アシドーシスと希釈によるアシドーシスと判断できる．Gap アシドーシスは酸増加によるアシドーシスである．

　SID（強イオン差）を使う考えかたは，Na^+，Cl^- の異常による酸塩基障害を比較的簡単に解析でき，便利である（Seifter JL: N Engl J Med 371: 1821-1831, 2014／Fencl V, et al: Am J Respir Crit Care Med 162: 2246-2251, 2000）．

C 強イオン差で考える代謝性アシドーシス

　前項で，代謝性アシドーシスを，①酸の増加があるタイプ（Gap アシドーシス），②酸の増加がないタイプ（non-Gap アシドーシス）に分けて考えた．多くの先輩医師がこれを用いていて，今後も使われると思う．この分類は AG を用いたアシドーシスの判断であるが，通常 AG を用いてアルカローシスを判断することはない．本項では新たに，強イオン差（SID）を使った考えかたを説明したい．
　強イオン差（SID）を用いた方法では **1** SID ギャップ（☞メモ）の増加（出現）で酸の存在を判断し（Gap アシドーシスに相当），**2** SID と Na^+，Cl^- を組み合わせて，希釈によるアシドーシスと高 Cl によるアシドーシス（non-Gap アシドーシスに相当）を判断する（☞表 14-1，p189 チャート）．また，SID を用い

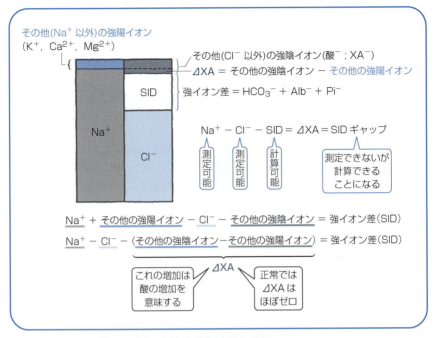

図 11-10　SID ギャップと $\mathit{\Delta}$XA を理解するために

てアルカローシスの判断もできるので，便利である（☞ 13 章）．

> **メモ　SID ギャップとは**
>
> 　「$Na^+ － Cl^-$」と「$HCO_3^- ＋ Alb^- ＋ Pi^-$」（☞図 5-10）の差である（☞図 14-3）．SID ギャップの出現は，酸の増加を意味している．正常（酸の増加がない状態）では差はなく，SID ギャップはゼロと考える．SID ギャップは増加した分の酸の量を意味し，$\mathit{\Delta}$XA と同じ意味である（図 11-10）．アルブミン濃度（Alb）は通常 g/dL 単位で測定され，これはイオン化した Alb とイオン化していない Alb の総和である．SID の計算にはイオン化した Alb（Alb^-）を使用するので，Alb^-（mEq/L）＝Alb（g/dL）×2.8 で換算する．同様に無機リン（Pi）の場合も，Pi（mg/dL）をイオン化した Pi^-（Pi を含むリン酸イオンの電荷の総和）（mEq/L）とするため，Pi（mg/dL）×0.6 で換算する（Fencl V, et al: Am J Respir Crit Care Med **162**: 2246-2251, 2000）．

C.　強イオン差で考える代謝性アシドーシス

> **メモ** SID ギャップの定義が論文,書籍によって異なります
>
> SID ギャップの定義は,書籍や文献によって異なるので,SID ギャップを計算するのにどの電解質の値を使っているのかを確認してほしい.
>
> 本書のように,$Na^+ - Cl^-$ と $HCO_3^- + Alb^- + Pi^-$ の差をSIDギャップとしている場合,健常者のSIDギャップはゼロ(±2)で両者に差を認めない.一方,$Na^+ + K^+ + Ca^{2+} + Mg^{2+} - Cl^-$ と $HCO_3^- + Alb^- + Pi^-$ の差をSIDギャップとしている場合,健常者のSIDギャップは 8 ± 2 mEq/Lで,これは別に表現するなら XA^- である(図 11-10 を目で追ってください)(☞p50 メモ).差がさらに大きくなってきたら酸の増加あり——と判断する.ベッドサイドでは,計算は簡単な方がよい.そこで,$Na^+ - Cl^-$ の計算は手軽なので,簡略化するために使用されている.詳しく計算するため,K^+,Ca^{2+},Mg^{2+} も入れて計算する場合もあるが,煩雑である.

1 強イオン差で考える酸(XA)増加によるアシドーシス

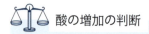

酸の増加の判断

SID ギャップ(⊿XA)増加 → 酸の増加

($Na^+ - Cl^-$) と ($HCO_3^- + Alb^- + Pi^-$) の差

- 後：謎の ⊿XA が出現してしまいました.これは何者でしょうか?
- 先：⊿XA が出てくると分かりにくくなるのですよね……その気持ち分かります.
- 後：どうしたらよいでしょうか?
- 先：図 11-10 を見ながら,視覚的に考えて,ゆっくり式を追うと,分かりやすくなると思います.
- 後：そうしてみます.
- 先：ところで,XA とは何でしたか?
- 後：ミスター X.特定されない強酸(XA)の総和です(図 11-3;☞図 5-10).
- 先：XA^- とは,その特定されない強酸の陰イオンで,その他(Cl^- 以外)の強陰イオンのことです.
- 後：⊿XA は?
- 先：⊿XA は,その他(Cl^- 以外)の強陰イオンとその他(Na^+ 以外)の強陽イ

オンの差です（**図11-10**を見てください；☞図5-10，図5-11）．
- ㉠ その他とは？
- ㉑ Na^+ 以外の強陽イオン（つまり K^+，Ca^{2+}，Mg^{2+} など），Cl^- 以外の強陰イオン（XA^-）のことです．
- ㉠ どのような意味があるのでしょうか？
- ㉑ ⊿XA の出現は，酸の増加を示しているのです．

5章でも説明しているので見てほしい．⊿XA（☞図5-10）は，その他（Cl^- 以外）の強陰イオン XA^-（酸性陰イオン）とその他（Na^+ 以外）の強陽イオン（K^+，Ca^{2+}，Mg^{2+}）の差であるが，⊿XA の増加は強陰イオンの増加によることが圧倒的に多く，強陽イオン（K^+，Ca^{2+}，Mg^{2+}）の低下によることは少ない（もともと K^+，Ca^{2+}，Mg^{2+} の値は低いので低下しても影響は少ないから）．

臨床的に知りたいのは，「酸（XA^-）の増加があるか？」に対する答えである．その答えは，⊿XA（SID ギャップ：☞5章，図14-3）が増えていれば「イエス」，増えていなければ「ノー」である．そこで，⊿XA を推定するために $Na^+ - Cl^-$ の値と，$HCO_3^- + Alb^- + Pi^-$ の値を別々に計算して比べて，⊿XA（正常ではゼロ）が大きければ，「酸の増加」が浮かび上がる．

正常時の⊿XA であるが，正常（つまり，XA^- が増えていない状態）では，K^+，Ca^{2+}，Mg^{2+} を足した値と XA^- の値はほぼ同じなので，あくまで正常なら⊿XA＝ゼロとみなせる（☞図5-10，図5-11）．

正常なら，$(Na^+ - Cl^-) \fallingdotseq (HCO_3^- + Alb^- + Pi^-)$ となり，$Na^+ - Cl^-$ の値は，$HCO_3^- + Alb^- + Pi^-$ と近い値となる．

逆に，XA^- が増えた場合，$Na^+ - Cl^-$ の値は $HCO_3^- + Alb^- + Pi^-$ より大きくなる．つまり，酸の増加があるときは，

$Na^+ - Cl^- > HCO_3^- + Alb^- + Pi^-$　となる　← 酸の増えているとき

見方を変えると，$Na^+ - Cl^- = HCO_3^- + Alb^- + Pi^- + ⊿XA$ であり（**図11-10**），Na^+ と Cl^- の差を，XA^- の増加分（⊿XA）と弱い陰イオン（HCO_3^-，Alb^-，Pi^-）で埋めることになる．

強イオン差（SID）＝ Na^+ − Cl^- − ⊿XA ＝ HCO_3^- ＋ Alb^- ＋ Pi^-
（☞図5-10，図5-11）

臨床的には，$Na^+ - Cl^-$ と $HCO_3^- + Alb^- + Pi^-$ の差を SID ギャップと名づけて，これの増加（出現）があれば酸の増加ありという判断になる．正常なら SID

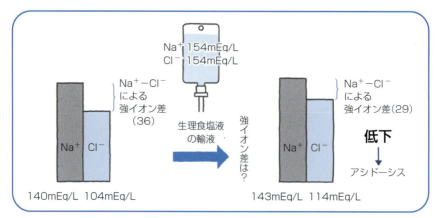

図 11-11　生理食塩液大量輸液前後の強イオン差
ボルベン® [生理食塩液にヒドロキシエチルデンプン（HES）が溶けている血漿増量薬]
にも当てはまります．

ギャップは−2〜+2で，この範囲ならゼロとみなすので+2を超えた時点で
SIDギャップの出現ありと判断する．

2　強イオン差で考える酸増加を伴わないアシドーシス

　これまで，non-Gap アシドーシスは，酸の増加とは関係なしに最初から
HCO_3^- が減少した代謝性アシドーシスと説明した．伝統的にⓐ腎臓での生理学
的な反応（図11-5〜図11-7）で説明されてきた．一方，ⓑ Cl 濃度の変化に
より強イオン差が変化し，連動して HCO_3^- が変化する——結果として pH が変
化すると考えると理解しやすい病態がある．

　具体的には，① SID が低く Na^+ が低い場合，希釈によるアシドーシス，②
SID が低く Cl^- が高い場合，高 Cl 血症によるアシドーシスと判断できる（☞表
14-1）．そして，③ SID が低く SID ギャップが増加していれば，酸増加によるア
シドーシスの合併も診断できる．①②③は単独で，もしくは同時発生しうる．

a．生理食塩液大量輸液によるアシドーシス

　生理食塩液の大量輸液によるアシドーシスを考えてみる．これは，最初に電解
質濃度の変化が発生して，次に HCO_3^- の変化が起きる例である（図11-11；
☞図16-5）．

　正常 Na^+ 140 mEq/L，Cl^- 104 mEq/L の人に，Na^+ 154 mEq/L，Cl^- 154

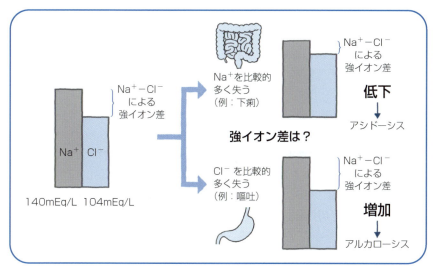

図 11-12　下痢や嘔吐による血清の強イオン差（SID）の変化

mEq/L の生理食塩液を大量に輸液したとする．輸液後，Na^+ 濃度と Cl^- 濃度の双方が上昇するが，Cl^- の上昇程度が大きいと考えられる（生理食塩液は，Na^+ に比して Cl^- 濃度が血清より高いから）ので，例えば，Na^+ 143 mEq/L，Cl^- 114 mEq/L となる．強イオン差を考えてみると，輸液前後で酸$^-$ の上昇はないので，$Na^+ - Cl^-$ による強イオン差は，輸液前 140 − 104 = 36 mEq/L，輸液後 143 − 114 = 29 mEq/L となり，輸液後に強イオン差が低下する．強イオン差は，弱酸（$HCO_3^- + Alb^- + Pi^-$）で埋め合わされ，電気的中性が保たれるが，HCO_3^- が最もフレキシブルなので，強イオン差の変化は HCO_3^- の変化をもたらす．生理食塩液の大量輸液の場合，強イオン差が低下し，連動して HCO_3^- が低下する．結果として，HCO_3^-/pCO_2 の比が低下するので，Henderson-Hasselbalch の式に従って pH が低下する．つまり，強イオン差の低下が最初の出来事であり，結果として HCO_3^- が低下したと考えられる（図 11-11；☞ p61 メモ，17 章例 4，図 17-7）．

　強イオン差の計算により，AG と補正 HCO_3^- を計算せずに，高 Cl 性アシドーシス（図 11-11，図 11-12）と低 Na（希釈）によるアシドーシスの判断ができる．つまり，non-Gap アシドーシスを強イオン差で判断できる（☞ 14 章，表 14-1）．逆に低 Cl 性アルカローシス（図 11-12）と高 Na（濃縮）によるアルカローシスの判断もできる（☞ 14 章，表 14-1）．補正 HCO_3^- を使って，non-Gap

アシドーシスやもともとのアルカローシスを診断できるが，その先にある原因（電解質異常）にフォーカスを当てていないのが弱点である．一方，強イオン差を使うと，アルブミンの影響と電解質異常（高 Cl と低 Na，低 Cl と高 Na）による酸塩基平衡障害の診断ができるので便利である．

b. 消化液喪失によるアシドーシス

　下痢はアシドーシスの原因であり，これは消化液に含まれる HCO_3^- を喪失することで HCO_3^- 濃度が低下し，pH が低下するためと前に説明した．ここでは，下痢によるアシドーシスを電気的中性の立場から強イオン差（SID）で考えてみたい．消化液の $Na^+ : Cl^-$（例えば 120 mEq/L：60 mEq/L）は，血清の $Na^+ : Cl^-$（140 mEq/L：104 mEq/L）より Na^+ 比が高い場合が多い．つまり，下痢では，Na^+ を比較的多く失うので，残された体液（血清）の強イオン差（$Na^+ - Cl^-$）は低下する．強イオン差の低下は HCO_3^- の低下で対応されるので，HCO_3^- が低下し pH が低下するアシドーシスとなると考えられる（図 11-12）．一方，もし Na^+ が Cl^- に比して少ない下痢便を出したとすると，逆に血清の強イオン差が高くなり，アルカローシスとなるであろう．

　嘔吐の場合は，胃液（HCl）で Cl^- を比較的多く失うので，残された体液（血清）の強イオン差は増加する（図 11-12；☞ 13・16 章）．強イオン差の増加は，HCO_3^- の増加で対応されるので，HCO_3^- が増加し pH が上昇するアルカローシスになると考えられる（図 11-12）．

　このように，強イオン差で考えると，電解質異常による酸塩基平衡障害の仕組みを分かりやすく説明できる．つまり，強イオン差は，疾患や症状［電解質異常（a），下痢・嘔吐（b），腎障害（c），利尿薬（d）など］に伴う酸塩基平衡障害を説明するのに便利である．そして，その治療は，電解質喪失の防止と，Na^+ を多く失ったのであれば Na^+ の補充，Cl^- を多く失ったのであれば Cl^- の補充になる．

㊡ 原因が分かると何がいいのでしょうか．
㊗ 原因が分かれば，治療に結びつきますよね．
㊡ えーと，①電解質喪失の防止の対策をしつつ，②輸液組成を考えることができます．
㊗ 下痢や嘔吐の治療やドレーン管理ですね．
㊡ あと，Na^+ と Cl^- の入れ方の方針ですね．

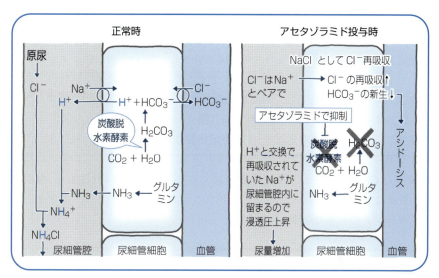

図 11-13 アセタゾラミドにより HCO_3^- の新生低下 →non-Gap アシドーシス

c. 腎尿細管性アシドーシス（renal tubular acidosis：RTA）

　腎尿細管性アシドーシスは，前述のように，腎尿細管での HCO_3^- の再吸収低下（RTA II 型）（**図 11-5**）や H^+ の産生・分泌低下（＝HCO_3^- 産生の低下）（RTA I 型）（**図 11-6**）で生理学的に説明されてきた．一方，電気的中性の立場から強イオン差で考えてみたい．正常では，尿細管腔に分泌された H^+ は，NH_3 を尿細管細胞から引き出し（H^+ は NH_3 の「おとり」と言われている），Cl^- とペアで NH_4Cl となって排泄される．つまり，Cl^- が体外に出る（**図 11-6**）．RTA I 型では，この反応が低下し H^+ が作られないため Cl^- の排泄が低下→逆に体内に Cl^- が貯まり→高 Cl 血症→強イオン差（SID）が低下する（☞図 16-5）．強イオン差の低下は，HCO_3^- の低下で対応される（☞図 16-3）ので pH が低下するアシドーシスが発生すると考えられる．

d. アセタゾラミドなど

　アセタゾラミドは，炭酸脱水素酵素（CA）阻害薬であり，緑内障患者の眼圧を下げるために使用される．眼科医の先生方は，アセタゾラミドを投与すると，低 K 血症と代謝性アシドーシスが発生することを皆知っている．低 K 血症は尿量が増えた結果である．かつては，アセタゾラミドを利尿薬として使用することもあった．なぜ，低 K 血症と代謝性アシドーシスになるのか？ 尿細管細胞内

で，炭酸脱水素酵素は $CO_2 + H_2O \rightarrow H_2CO_3$ の反応を促進する．この酵素をアセタゾラミドで阻害すると，この反応が低下し H_2CO_3 の産生が低下するので，その先にある $H_2CO_3 \rightarrow H^+ + HCO_3^-$ の反応が低下し，HCO_3^- の産生が下がる➡アシドーシスが発生する．H^+ の産生が低下するので，H^+ と交換で再吸収されていた Na^+ の再吸収が低下して尿細管腔内の Na^+ が増え，浸透圧が上昇するため水を保持する結果となり，尿量が増える（図11-13）．

強イオン差の立場で考えると，H^+ が尿細管腔内に分泌されない分，NH_4^+ の産生が減り，結果として NH_4Cl で排泄される Cl^- の量が減る．この尿への排泄が減った Cl^- は NaCl として再吸収されているため（図11-13右），血漿の Cl^- 濃度は上昇する方向となり（☞図16-5），強イオン差が低下し，結果としてアシドーシスの状態となる（☞図16-6）．

㊟ この仕組みを治療に生かすには？
㊡ Cl^- の投与を減らす方針になると思います．
㊟ 尿が増えることによる低K血症（☞p179）に対する対策はどうしますか？
㊡ K^+ の補給には，Cl^- を含む塩化カリウムではなく，Cl^- を含まないアスパラギン酸カリウム（アスパラカリウム®）の方がよいという選択になると思います．

メモ　尿 AG の計算：消化液喪失（b）か腎尿細管性アシドーシス（c）か？

non-Gap アシドーシスの原因として，①消化管（下痢，ドレナージ）や②腎臓（腎尿細管性アシドーシス）の異常があるが，この鑑別に尿のアニオンギャップ（AG）が役立つ．尿 AG は，尿中電解質で計算するが（尿 $AG = Na^+ + K^+ - Cl^-$），non-Gap アシドーシスで腎が正常なら H^+ が NH_4Cl で排泄されるので，尿中 Cl^- 排泄も増えるため，尿 AG はマイナスの値となる．もし non-Gap アシドーシスで尿 AG がプラスの値（尿 Cl^- が低いため）であれば，腎が原因のアシドーシスと判断できる．腎で H^+ 排泄が十分できないからである．別の表現をするなら，腎尿細管性アシドーシスなら，尿 AG はプラスの値をとる．

12 重症代謝性アシドーシスの一発診断

— BE（Base Excess）

後輩（以下㊝） ハリソン内科学やセシル内科学には，BE（base excess）が書いてないのですけど．

先輩（以下㊙） 内科の教科書には書いてないことが多いですね．

㊝ なぜですか？

㊙ 急いでないからですかね．BE がなくても酸塩基平衡の判断はできますから．

㊝ 救急とか ICU・麻酔の教科書には出ています．

㊙ 重症の代謝性アシドーシスを瞬時に判断したいからだと思います．ショックでは，BE が低下します．

㊝ BE は，代謝性アシドーシスに特化した指標と考えておいたらよいですか．

㊙ ほぼそうです．低いのが問題です．pH が低くて BE が低ければ，代謝性アシドーシスと即，分かります．

㊝ 高い場合は？

㊙ 代謝性アルカローシスか，慢性呼吸性アシドーシスに対する代謝性代償の可能性もあり，即決はできません．

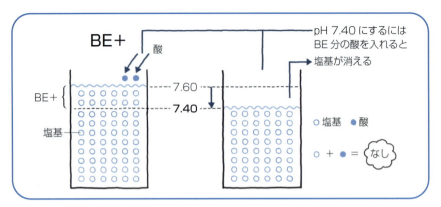

図 12-1　酸を入れる

 pCO$_2$ を 40 mmHg にした血液

「今の塩基の量」が，「pH 7.40 にしたときの塩基の量」より多ければ塩基過剰（base excess：BE），少なければ塩基欠乏（base deficit）の状態と判断する．

　測定法から考えると，BE（base excess：過剰塩基）は，pCO$_2$ を 40 mmHg にした上で，pH を 7.40 にするための酸の量である．つまり，呼吸性の pCO$_2$ を正常にした状態で，代謝性の異常を発見するための指標といえる．中和するために必要な酸の量が＋（プラス）なら，酸が要ることを示すので血液はアルカリ性で，中和するには酸を入れる（図 12-1）．一方，酸の量が－（マイナス）なら，酸が要らないことを示すので血液は酸性で，中和するには酸を取り除かなければならない（図 12-2）——を意味している．BE が大きく－なら，緊急事態で重症である．

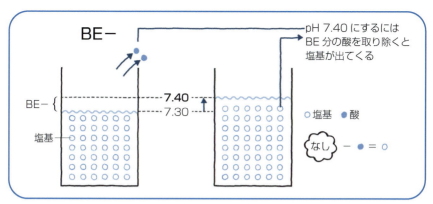

図 12-2 酸を抜く

> **メモ** BE の目安
>
> 　　　　　　基準範囲（＋2〜−2 mEq/L）
> 　　　　　　軽度異常（−2〜−5 mEq/L）
> 　　　　　　中等度異常（−6〜−14 mEq/L）
> 　　　　　　重度（＜−15 mEq/L）
> 　　　　　　　　　　［Marino PL: The ICU Book, 3rd ed, 2006 より］
>
> **基準範囲**
> - −0.1（±2.3）mEq/L［越川昭三：酸-塩基平衡の知識，中外医学社，1968 より］
> - −2〜2 mEq/L［清水敬樹（編）：ICU 実践ハンドブック，羊土社，2009 より］
> - ±2.5 mEq/L（AG は 12±2 mEq/L）［吉村　望ほか（編）：標準麻酔科学，第 3 版，医学書院，1998 より］
> - −5〜5 mEq/L［武田純三（監訳），RD ミラー（編）：ミラー麻酔科学，原書第 6 版，MEDSi，2007 より］

㉘ Base（塩基）なのに，なんで酸の量なのですか？ pH 7.40, pCO_2 40 mmHg の状態と比べて，どれだけ塩基の量が多いかということなら分かりますけど．

㊀ それは，例えば塩基が過剰なら，その過剰分を滴定して中和した酸の量で表しているからです．

㉘ 塩基が過剰（excess）なら，BE は＋であり，中和するには酸を入れなければならない．逆に塩基が足りないなら−であり，酸を取り除かなければなら

- 先 定義として，BE が＋なら塩基が多い状態で，－なら塩基が足りない状態です．「BE が－」とは，塩基が欠乏している状態であり，これまさに base deficit（塩基欠乏）を意味しています．
- 後 base excess と base deficit の関係はどうなっていますか？
- 先 かたや過剰，かたや欠乏で逆ですが，双方とも中和するのに必要な酸の量で示しています．過剰なら酸が要りますから＋，欠乏なら酸が要りませんから－です．
- 後 BE が＋は塩基過剰ですが，BE が－は塩基欠乏（base deficit）があるということですね．
- 先 検査値としては，base excess（BE）として表現していますが，たまに BE のことを base deficit と表現する人もいます．この場合，base deficit が－は BE が－と同じ意味です．

A 代謝性アシドーシスの一発診断

BE が最も役立つのは，重症の代謝性アシドーシスの一発診断と重症度判定である（図 12-3）．

BE の低下は，「相対的に酸が多い，または塩基が少ない」を意味する．つまり，BE が低下するのは，代謝性アシドーシス，慢性呼吸性アルカローシスの代謝性代償である．とはいえ，ショック患者が多い救急では，前者が圧倒的に多いので，実際に救急現場では pH が低くて BE も低ければ，瞬時に代謝性アシドーシスと診断してしまう場合が多い．また，BE は低いときに代謝性アシドーシスの重症度を示すという意味でも重要である．一方，慢性呼吸性アルカローシスの患者は，例えば肺炎や心不全で頻呼吸が続いていたが我慢して受診していない人（☞図 7-1）や過換気症候群が数日間続くパターンもあるかもしれないが，ショックに比べると緊急性は低い．このような患者は，循環器科・救急・ICU・術後・各種ショックを診る医師の守備範囲である．

おおまかにまとめると，急性期の臨床現場では，BE が低いときに代謝性アシドーシスと瞬時に判断して進む場合が結構ある（図 12-4）．

pH が低くて HCO_3^- が低くても同じことだが，HCO_3^- は CO_2 濃度との関係で考えなければならないので，結論までに若干の時間を要する．BE は，pCO_2 を

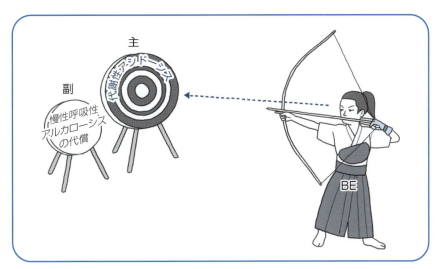

図 12-3　BE の標的
　代償性アシドーシスがメインターゲットです．代償はおまけです．

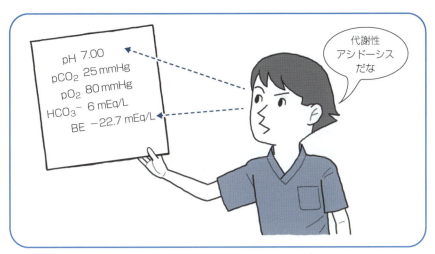

図 12-4　データを見る
　BE に目が行き，pH も低いので，瞬時に代謝性アシドーシスと分かる．

40 mmHg に固定した値なので呼吸性の因子をあまり考えなくてもよい利点がある．

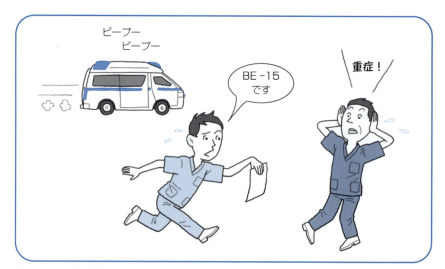

図 12-5 重症救急

BE の値を見て思うのは，①BE が低いとき，代謝性アシドーシスか呼吸性アルカローシス＋代謝性代償，②BE が高いとき，代謝性アルカローシスか呼吸性アシドーシスの代謝性代償——である．しかし，現実的には，代謝性アシドーシスの存在と重症度判定での出番が多い．

BE ↓　代謝性アシドーシス　or　慢性呼吸性アルカローシス＋代謝性代償
BE ↑　代謝性アルカローシス　or　慢性呼吸性アシドーシス＋代謝性代償

つまり，BE のみで 2 つのグループのどちらかにまず絞り込めるが，BE の低下は組織還流の低下による乳酸蓄積が重症度と関係する．乳酸の蓄積は代謝性アシドーシスの主要原因の 1 つであり，代謝性アシドーシスなら BE が低下する（図 12-5）．最近では血ガス分析で乳酸も測定できる機器が増えているので，乳酸の値を直接見ることができる．乳酸値が高く BE が低い場合，乳酸によるアシドーシスとほぼ確定できる．一方，BE は低いが乳酸が正常な場合，乳酸以外の酸（例えばケト酸）の蓄積か，呼吸性アルカローシスの代謝性代償を考えることになる．

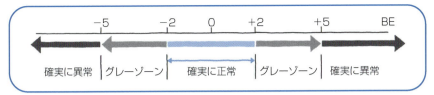

図 12-6　BE の基準値

B　BE の存在意義

　BE を見なくても酸塩基平衡の診断に支障はないが，血ガス分析の結果には BE の値が必ず出てくる．代謝性アシドーシスかどうかが重要なベッドサイドでは，ゆっくり考えるよりは，処置をしながら重症度を直感的に判断したいという深層意識があるため，乳酸値があれば乳酸値を見て，BE があれば BE を見て，代謝性アシドーシスを瞬時に判断したいのである．後述するが，BE は HCO_3^- と連動するので，HCO_3^- の代わりに BE で代謝性因子を評価する人もいる（☞ p82 チャート）．

看護師（以下看）　はっきりしない人（本）ってキライ！
医　師（以下医）　何のこと？
看　BE のことです．正常が−2〜+2 とか−5〜+5 だったりして，一体どちらなの？
医　BE の基準値は本によって違いますね．HCO_3^- の方は 22〜26 mEq/L（24 と覚えると覚えやすい）でほぼ一致していますけど．
看　どうしたらいいのですか？
医　物事にはグレーゾーンがありますよね．−5〜+5 の範囲を超えていれば明らかに異常といえます．−2〜+2 の範囲内なら確実に正常といえます（**図 12-6**）．
看　−2〜−5 なら，不透明ということですか．
医　ICU の本（ミラー麻酔科学など）では，−5〜+5 を基準にしているのが多いです．ハリソン内科学とかセシル内科学には BE そのものが書いてないですけど．
看　BE のみで代謝性アシドーシスと即決するには？
医　BE <−5 なら，代謝性アシドーシスとしてよいと思います．

看 −2〜−5の間では，疑いをもって診るという感じでしょうか．
医 まあ，そんな感じです．

　実際，外傷患者の予後は，①低体温，②BE<−14 mEq/L，③凝固障害の3点セットがそろうとかなり厳しいことが知られていて，BEそのものが指標になっている．BEは，動脈血ガス分析を行えば必ず得られる値だからであろう．
　膵炎の重症度判定のための9項目の中にも，BE≦−3 mEq/Lが心臓・循環障害の指標として挙げられている．
　新生児領域では，臍帯血のBE≦−15 mEq/Lが予後に関係するといわれている．

> **メモ　BEの弱点**
>
> 　HCO_3^-を変化させる病態があって変化したのか，代償的に変化したのかの区別はBEではできない．例えば，BEが高い場合，代謝性アルカローシスという病態で上昇したのか，呼吸性アシドーシスの代償的代償で上昇したのかの区別はBE単独ではできない．BEが低いとき，代謝性アシドーシス or 慢性呼吸性アルカローシス＋代謝性代償を疑うわけだが，もし，pCO_2が高ければ，慢性呼吸性アルカローシスの可能性は低くなる．双方の可能性があるが，現実的には，代謝性アシドーシスの即決がメインターゲットである（**図12-3**）．また，BEは，血清アルブミン濃度を正常として計算しているので，低アルブミン血症のときは，高めの値になる．

C　BEとHCO_3^-の関係：BEはHCO_3^-の代わりとなるか？

血ガス分析のBEは，実測値ではなく，計算された値であるが，どの計算式を使用するかは，血ガス分析器によって異なる．一例として，次の式がある．

$$BE = HCO_3^- - 24.8 + 16.2 \times (pH - 7.4)$$
BEはHCO_3^-が高いと高い

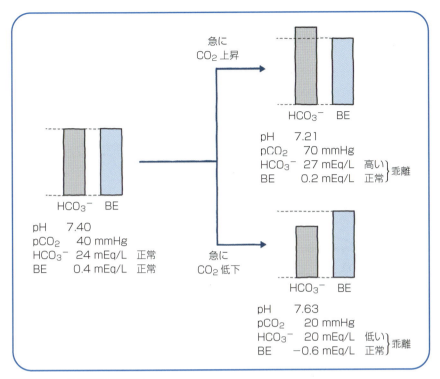

図 12-7　急な換気の変化
BE に変化なく，HCO$_3^-$ に変化あり．

　どの近似式を用いても，そのココロは，「BE は，HCO$_3^-$ が高い，または pH が高いと高くなる」である．つまり，HCO$_3^-$ が高いと BE も高く，HCO$_3^-$ が低いと BE も低いという関係がある．HCO$_3^-$ と BE は連動するので，BE は HCO$_3^-$ の代わりになりうるが，ときとして HCO$_3^-$ と BE に乖離が発生する．
　上述の式から考えると，HCO$_3^-$ が高くても pH が低い場合（pCO$_2$ が異常に高い➡低換気）には，HCO$_3^-$ と BE に乖離が生じる（**図 12-7**）．逆に HCO$_3^-$ が低くても pH が高い場合（pCO$_2$ が異常に低い➡過換気）にも，HCO$_3^-$ と BE に乖離が生じる（**図 12-7**）．さらに，換気量の急な変化により，pH が変化し，代謝性の代償が完成していない場合も HCO$_3^-$ と BE に乖離が発生する（急性呼吸性アシドーシス・アルカローシスの発生直後）．また，BE はアルブミン濃度を正常として計算されているので，著明な低アルブミン血症がある場合にも乖離が生じる．

つまり，BE と HCO_3^- に乖離がある場合は，換気による影響や著しい低アルブミン血症があるかを考えてみるとよい．

> 代謝性代償の始まる前

HCO_3^- と BE の乖離 → 急性 or 高度の呼吸性変化あり

ありうるパターン（図 12-7）

> 健常者が急に呼吸抑制（急性の呼吸性アシドーシス）
> CO_2 上昇，急な呼吸抑制：HCO_3^- に比して BE 低い

HCO_3^- 正常　BE 正常　→　HCO_3^- 上昇　BE 正常　（図 12-7 右上）
HCO_3^- 正常　BE 正常　→　HCO_3^- 低下　BE 正常　（図 12-7 右下）

> 健常者が急に過換気（人工呼吸など）
> CO_2 低下，急な過換気：HCO_3^- に比して BE 高い

D　BE とは：BE を深く知りたい人のために

測定法から考えた BE の定義は，前述の如くであるが，別に表現すると「BE は，BB（buffer base, 緩衝塩基）の量が正常より多いか少ないかを表した指標・数値」である．それでは，BB とは何か？　本項は若干ヤヤコシめなので飛ばしていただいても大勢に影響はないと思われるが，最後のメモだけは，メイロン®の投与量についての BE を用いた計算法を記載しているので見ておいてほしい．

1　BB（buffer base）：HCO_3^- ＋蛋白質＋HPO_4^{2-}＋Hb

BB（緩衝塩基）とは buffer base の略で，H^+ と結合したり離れたりして，H^+ を除去したり供給したりする物質である．その役目は，H^+ が増減したときに，

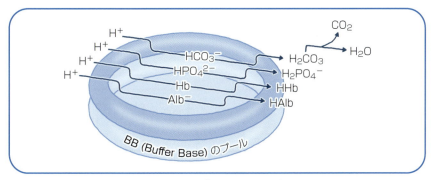

図 12-8 BB（HCO_3^-，Alb^-，HPO_4^{2-}，Hb）で H^+ を処理（緩衝）

その H^+ の増減の程度を最小限に抑えること（これを緩衝作用といいます）である．Base（塩基）とは H^+ と結合する物質の総称だが，いったん結合したら離さないものは，緩衝作用があるとはいえない．緩衝塩基（BB）とは，緩衝（buffer）能力のある塩基（base）で，その主要構成メンバーは，HCO_3^-，蛋白質（$Prot^-$），Pi^-（HPO_4^{2-} など），ヘモグロビン（Hb）である．

それぞれ，以下の反応で H^+ を除去する（**図 12-8**）．

$$BB \begin{cases} H^+ + HCO_3^- \rightarrow H_2CO_3 \\ H^+ + Prot^- \rightarrow HProt \\ H^+ + HPO_4^{2-} \rightarrow H_2PO_4^- \\ H^+ + Hb \rightarrow HHb \end{cases}$$

つまり，新しい H^+ が来たときに HCO_3^-，蛋白質，HPO_4^{2-}，Hb で H^+ を処理する．この総和（HCO_3^-，蛋白質，HPO_4^{2-}，Hb）が BB の総量である．細胞外液の BB では，HCO_3^- の占める割合が多い．なお，蛋白質ではアルブミン（Alb）がメインなので，$Prot^-$ は Alb^- とほぼ同じ意味である．

BE と BB の具体的関係は，「pCO_2 を 40 mmHg にしたときの BB と pCO_2 40 mmHg かつ pH 7.40 にしたときの BB との差が Base Excess（BE）」である．BE が－なら BB（緩衝塩基）が足りず，＋なら BB が溜まっていると判断できる．「pCO_2 を 40 mmHg にしたとき」とは，「呼吸性の因子をすべて正常にしたとき」という意味であり，BE の値により緩衝塩基の量が多いか，少ないか，正常かが判断できる．BE が＋なら，過剰塩基が＋という意味で，緩衝塩基が多い

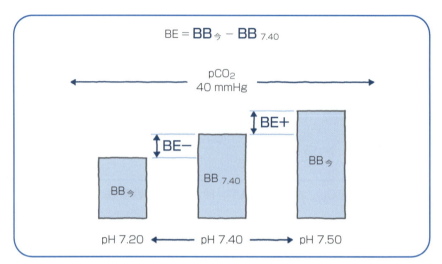

図 12-9 BE と BB の関係

ことを示している．BE が − なら，過剰塩基が − という意味で，緩衝塩基が足りないことを示している．単純性障害なら，BE が高ければ代謝性アルカローシスか，慢性呼吸性アシドーシスの代謝性代償である．前者では pH が高く，後者では pH は低いか基準範囲の低めである場合が多い．逆に BE が低ければ代謝性アシドーシスか，慢性呼吸性アルカローシスの代謝性代償である．ここで，緩衝塩基を構成する要素は，HCO_3^-，蛋白質（Alb^-），HPO_4^{2-}，Hb であり，細胞外液では HCO_3^- の占める割合が多い．結果として，BB の多寡は HCO_3^- の多寡と相関することになるので，HCO_3^- の代わりに BE を見て酸塩基平衡を診断してもよい（HCO_3^- と BE は連動するので）（☞ p82 チャート）．

2 BE の求め方

① ①血液を pCO_2 40 mmHg にしたときの BB（$BB_{今}$）と②同じ血液を pCO_2 40 mmHg でかつ pH 7.40 にしたときの BB（$BB_{7.40}$）を算出し，
② BE = $BB_{今}$ − $BB_{7.40}$ で求める（**図 12-9**）．

　今の pH が 7.40 より大きいときは，BE = $BB_{今}$ − $BB_{7.40}$ は + （プラス）となり，「緩衝塩基が多い」を示し，HCO_3^- が多いと判断できる．7.40 より小さいときは，BE = $BB_{今}$ − $BB_{7.40}$ は − （マイナス）となり，「緩衝塩基が少ない」を示し，HCO_3^- が少ないと判断できる．BB の構成成分に HCO_3^- があるので，HCO_3^- の

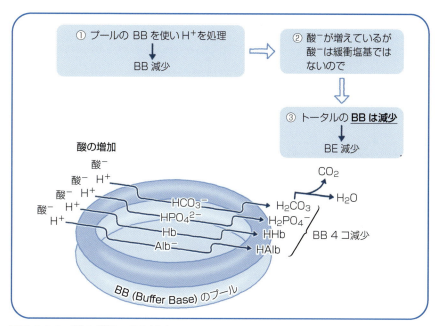

図 12-10　酸の増加で BB 減少

量は BB と正の相関関係にあるといえる．そこで，BB が HCO_3^- そのものというわけではないが，酸塩基平衡を診断するのに HCO_3^- の代わりに BE を見てもよいことになる．

3 代謝性アシドーシスで BE が減少するわけ

　一方，代謝性アシドーシスでは，乳酸，ケト酸，硫酸などの酸が増え，H^+ が放出される．これらの H^+ はどのように処理されるのか？ これらの酸が産生されたときには，例えば HCO_3^- が使用されて，H^+ が除去されるが，そのときに新たな BB が生まれるわけではないので，BB が減少する．酸$^-$ は増えるが，これらは常にイオン化していて，緩衝作用のあるイオンではないため，BB を構成する陰イオンではない（図 12-10）．

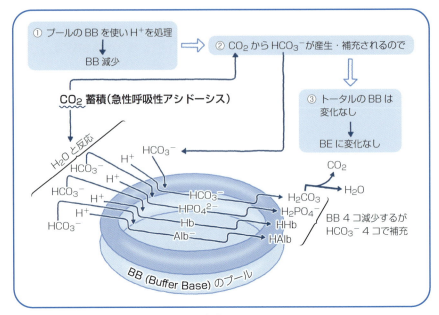

図 12-11　急な CO_2 上昇では BB に変化なし

4 急性呼吸性アシドーシスで BE が変化しないわけ

急性呼吸性アシドーシスの病態を見てみる.

呼吸性アシドーシスで CO_2 が増加すると，次の反応により H^+ が産生されるが，BB の総和に変化はない．CO_2 と H_2O が反応した結果，

$$CO_2 + H_2O \rightarrow H_2CO_3 \rightarrow H^+ + HCO_3^-$$

（H^+ が産生され，同時に HCO_3^- も増える）

できた H^+ は，例えば Alb^- と結合し HAlb となり，Alb^- が減少する．BB のうち，Alb^- が1つ減るが，先の反応で HCO_3^- が1つ増えているので，BB の構成は変わるが，総和に変化はない．つまり，呼吸性アシドーシスでは，BB の総量に変化はない．言い換えると BE に変化はない（図 12-11）．

一方，pCO_2 上昇が6時間継続すると腎での HCO_3^- の再吸収，または産生による HCO_3^- の上昇がはっきりし（数値として明確に上昇），これを腎性の代謝

性代償という．この腎による代償は慢性の代償ともいい，上述の化学反応による上昇は急性の代償である．急性でも慢性でも pCO_2 が変化した場合に HCO_3^- の総量に変化はあるが，急性での変化量は少ない．言い換えると，呼吸性変化では BB の変化として検出できるのは，慢性の代償が始まってからであり，若干の時間がかかる．つまり，pH が変化していても，BE に変化がなければ，急性の呼吸性変化であると判断できる．BE の変化は，①最初の原因としての代謝性変化か，②慢性の呼吸性変化に対する代償かである．

もし，pCO_2 が溜まり始めた直後（例えば，肺保護換気で換気量を下げた直後や呼吸抑制で低換気となった 15 分後）に採血したとすると，pCO_2 ↑，化学反応で HCO_3^- ↑，BE → （BB に変化はないため）が予想される．つまり，HCO_3^- は上昇するが，BE に変化がない段階である．さらに，CO_2 の蓄積が続くと腎臓で HCO_3^- の蓄積が始まるので，BE が上昇し，HCO_3^- と BE の双方の上昇を検出できるようになる．このように，急性の呼吸性変化でその直後に採血した場合には，HCO_3^- と BE の乖離が予想できる．もともと血ガス分析をする状況というのは，患者の急変がきっかけであり，特に救急・ICU・外科・麻酔科では呼吸がおかしくなったときに採血する場合が多いので，このパターンはよくある．一方，腎臓内科の医師は，慢性的変化を診ることが多いので，このパターンは比較的少ないと思う．そこで，BE 自体を見ないという先生もおられるようである．実際，内科系の教科書であるハリソン内科学やセシル内科学では BE の記載は，ほとんどない．一方，救急・麻酔・ICU 系の教科書（ミラー麻酔科学など）には BE の記載がある．

> **メモ** 炭酸水素ナトリウム（メイロン®）の投与量の計算

BEの値は，採血した血液でその血液をpCO_2 40 mmHgにした上で，pH 7.40にするのに必要な酸の量である．BEが－（マイナス）なら酸が要らない，つまり酸が多い状態なので，この血液を7.40にするには，多い分の酸を塩基で中和することになる．具体的にイメージするなら，炭酸水素ナトリウム（$NaHCO_3$）（メイロン®など）の必要量がBEから計算できる．例えば，pCO_2 40 mmHgでpH 7.30ならBEは－（マイナス），$NaHCO_3$の必要量を計算して投与すれば，pH 7.40を達成できる．pCO_2 40 mmHgでpH 7.50ならBEは＋（プラス）となり，塩基（HCO_3^-）が多い状況となるので，その塩基を下げればpH 7.40を達成できる．こちらの場合，実際に酸を投与してHCO_3^-を下げることは，ほぼない．HCO_3^-の産生・蓄積を抑える治療（＝代謝性アルカローシスの原因に対する治療）を行う．

炭酸水素ナトリウム（メイロン®）の製剤には，7.0％液，8.4％液があるが，8.4％液は1 mL中1 mEqのHCO_3^-を含むため計算が容易である．7.0％液は1 mL中0.83 mEqのHCO_3^-を含むため，0.83で必要量（mEq）を割ると必要mLが計算できる．

炭酸水素ナトリウムの必要量の計算式は，「MGH麻酔の手引（改訂第7版）」（稲田英一（監訳），メディカルサイエンスインターナショナル，p695，2017年）によると，

$$\text{不足塩基量（mEq/L）} \times \text{体重（kg）} \times 0.3$$

である．細胞外液量は体重の約20％であるので，0.2を掛けるのか多めにして0.3にするのかは経験的な値で統一されていない．不足塩基量とは，－（マイナス）のBEの絶対値である．例えば，BE －10 mEq/L，体重60 kgなら，10×60×0.3＝180 mEqのHCO_3^-が必要量になる．8.4％のメイロン®なら180 mL，7.0％のメイロン®なら180÷0.83≒217 mLになる．

一方，添付文書によると，

7％液では　　**必要量（mL）＝不足塩基量（mEq/L）×1/4×体重（kg）**
8.4％液では　**必要量（mL）＝不足塩基量（mEq/L）×0.2×体重（kg）**

となっている．

代謝性アルカローシス 13

よもやま話：HCO_3^- が増えるわけ

先輩（以下先） 代謝性アルカローシスの病態は，「塩基（アルカリ）の増加」か「酸の減少」です（**図 13-1**）．

後輩（以下後） 塩基（HCO_3^-）が増加すると pH が上昇するのは，よく分かります．

先 酸の減少を具体的に言うと？

後 嘔吐や胃管で胃液（HCl）を失うような場合です．

先 他にも，アルブミンは H^+ の供給源になっていますので，低アルブミン血症は酸が減少した状態と考えられます．

後 つまり，低アルブミン血症がアルカローシスの原因となるわけですね．

先 そうです．重症患者では低アルブミン血症の人が多いですから，アルブミン濃度を加味して考えた方がよい場合があるのです．

後 あまり知られていないのでは？

先 そう思います．酸塩基平衡を読むときにアルブミン濃度にも注意してください．本章では，代謝性アルカローシスの原因について考えてみたいと思います．

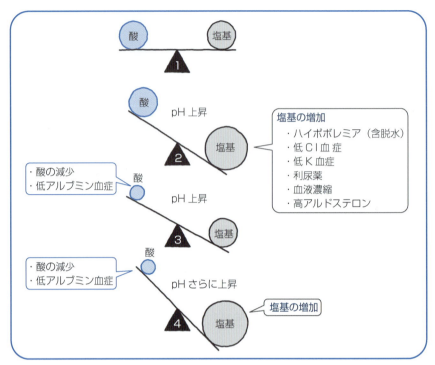

図 13-1 酸と塩基のバランスが塩基側に傾く

> **メモ** アルブミンと酸塩基平衡
>
> アルブミンは生体内で Alb → Alb⁻ ＋ H⁺ という形で電離し，陰イオン（Alb⁻）として一部存在するが，この場合，同時に H⁺ を放出しているので，アルブミンは酸といえる（酸の定義☞ 4 章）．したがって，高アルブミン血症はアシドーシスの原因となり，低アルブミン血症はアルカローシスの原因となる（☞ 表 14-1）．一般的に高アルブミン血症に遭遇する頻度は少なく，低アルブミン血症の頻度は高い．アルブミン濃度は酸塩基平衡に影響を及ぼすが，AG や BE の計算は，血清アルブミン値を正常と仮定して算出されていて，これらの基準値（☞ 2・12 章）は，血清アルブミン濃度が正常な場合の値である．ICU などで重症患者を診る場合，アルブミン濃度 2 g/dL 以下は珍しくなく，よくある（一方，6 g/dL 以上の高アルブミン血症はまれである）．そこで，アルブミンの異常による酸塩基平衡への影響は，現実として低アルブミン血症のときがほとんどである．この対策として，低アルブミン血症では AG をアルブミン濃度で補正する（☞ 6 章 E）．

言い換えると，低アルブミン血症はアルカローシスで，高アルブミン血症はアシドーシスであるが，実際の頻度としては，低アルブミンによるアルカローシスに注意してほしい．

強イオン差（SID）を用いた読みかた（☞5・14章）では，最初からアルブミン濃度を考慮して強イオン差を計算する点で，ICUなどの重症患者にマッチしている——と筆者は思う．

なお，血清生化学でのアルブミンの結果は，通常 g/dL 単位なので，SID（強イオン差）の計算のためには mEq/L に換算しなければならない．イオン化している Alb^-（mEq/L）は Alb（g/dL）×2.8 で換算した値を用いる．

pH は，HCO_3^- と pCO_2 の比で決まる…というか，pH が高いときには，HCO_3^-/pCO_2 の比が大きくなっているという関係がある．つまり，単純なアルカローシスは，HCO_3^-/pCO_2 の比が高くなった状態である．

$$pH = 6.1 + \log \frac{HCO_3^-}{0.03 \times pCO_2}$$

pH，pCO_2，HCO_3^- の関係（Henderson-Hasselbalch の式）から考えると，単純な代謝性アルカローシスは，分子の HCO_3^- が高くなって，HCO_3^-/pCO_2 の比が上昇する病態である．HCO_3^- の上昇は，アルカリが増えた状態であり，分かりやすい．一方，嘔吐で酸を失った場合も代謝性のアルカローシスとなるが，「HCl を失った」は，H^+ と Cl^- を失った状態であり，Cl^- を失うと，陰イオンである Cl^- による電荷の喪失分を HCO_3^- で補うため，HCO_3^- が二次的に上昇する（その仕組みについては☞p169）．結果として HCO_3^- が増えるので，HCl の喪失は，酸の喪失ではあるが，結果として HCO_3^- の上昇をもたらしている（☞図5-8，図16-3）．

代謝性アルカローシスは，直観的な覚え方としては，前述のように酸の減少と塩基の増加で発生すると考えてよい（**図 13-1**）．そこで，単純な代謝性アルカローシスの原因を，①酸の減少と②塩基の増加という観点で分けてみたい．臨床的にいうと，代謝性アルカローシスと判断した場合に，次に考えることは，その原因究明だからである．

① 酸の減少とは，現実問題として嘔吐やドレナージによる胃液（HCl）の喪失と低アルブミン血症を指す．アルブミンは電離（イオン化）の際に H^+ を出すので酸であり，アルブミン濃度の低下は酸の減少の原因となる．そこで，アルブミン濃度を注視する．

② 塩基の増加として，ハイポボレミア（脱水を含む），低 Cl 血症，低 K 血症，利尿薬の使用，慢性の低換気後，ペニシリンの投与，乳酸・ケト酸の蓄積後，クエン酸投与後（＝輸血後），高アルドステロン状態などを順番に押さえる．

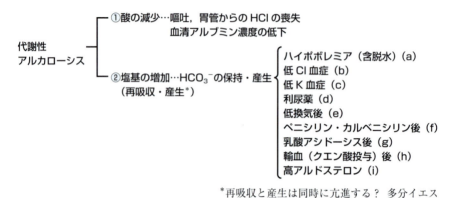

A 酸の減少：HCl の喪失と低アルブミン

　体内には，無数の酸がある．一方，臨床的に重視されるのは，乳酸，ケト酸，硫酸，リン酸，尿酸，シュウ酸，塩酸…などである．酸の異常の考えかたとしてありうるパターンは，「増える」・「減る」の 2 通りあるが，内因性の酸は常に処理されていてもともと少ないので，さらに減るというパターンは事実上ないと考えてよい．つまり，正常レベルから乳酸やケト酸を失ってアルカローシスが発生する病態は，ほぼない．一方，HCl の場合は，嘔吐や胃管からの排出で失うパターンがある．したがって事実上，酸を失ってアルカローシスが発生する病態とは，「HCl を嘔吐や胃管からの排出で失う病態」と考えると分かりやすいが，正確に言うと HCO_3^- が増えて pH が上昇しているのである．とはいえ，代謝性アルカローシスを疑った場合，原因として嘔吐や胃管からの胃液（HCl）排出がないかを必ず調べる．

　さらに，アルブミンは H^+ の供給源なので，アルブミンの低下はアルカローシスを生じる．低アルブミン血症では結果として HCO_3^- が増え，アルカローシスとなる．ICU など重症患者の臨床では，高度の低アルブミン血症（2.0 g/dL 以下）に遭遇するので，低アルブミン血症によるアルカローシスを念頭に置く（図

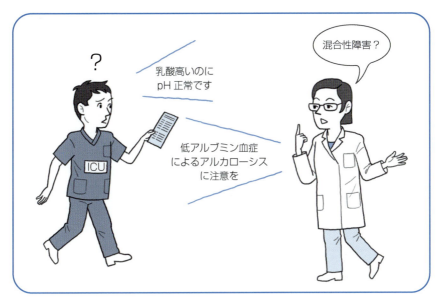

図 13-2 低アルブミン血症にもご注意を！

13-2)．アルブミン濃度が低くて HCO_3^- が増えていない場合は，別の酸塩基平衡障害が混在していると考えられる．

- 㣗 酸の喪失として HCl を失うとされていますが，実際は，胃液を失う場合，体内では，HCO_3^- が増えているので，実は塩基の増加を生じると考えてもよいのでしょうか？
- 先 イエス．実は，体内の酸は最小限となるようコントロールされていますので，それ以上少なくなることはほぼなく，酸の減少というのは実際には低アルブミン血症ぐらいです．覚え方として，嘔吐で HCl（酸）を失うというのは分かりやすいと思います．しかし，このとき Cl^- も同時に失っているのですね．
- 後 H^+ に目が行き，Cl^- のことを忘れていました．
- 先 そう，Cl^- も減るのですね．Cl^- が減ると強イオン差はどうなりますか？
- 後 増えます．強イオン差が増えると HCO_3^- は増える方向ですね．
- 先 そうです．結局，嘔吐は HCO_3^- が増える病態といった方が，実はよいのです．
- 後 前のページのチャートでは，酸の減少になっていますが．

A．酸の減少：HCl の喪失と低アルブミン

- 先 失うと覚えている人が多いですからね．実際，外に酸が出ますから，覚え方としては便利だと思います．
- 後 では，アルブミンの方はどうですか？
- 先 アルブミンの減少は H^+ の供給源の減少であり，HCO_3^- の上昇を伴います．
- 後 アルブミンが酸というイメージを広めたいです．
- 先 生体の pH では，アルブミンは電離して H^+ を放出する側ですので，酸と考えるのです．

B 塩基の増加：生理学的立場から，強イオン差から

　ハイポボレミア・GFR 低下（a），低 Cl 血症（b），低 K 血症（c），利尿薬の使用（d），慢性の低換気後（e），ペニシリンの投与（f），乳酸・ケト酸の蓄積後（g），クエン酸投与後（＝輸血後；h），高アルドステロン状態（i）などが単独，または複数同時に発生した場合，HCO_3^- は増える．臨床的にはこれらの有無を探すわけだが，検査値の異常や利尿薬の使用・輸血などは，そういう目で意識して見れば判断しやすいので（でも実際はスルーしてしまうことも多いですね，特に Cl）比較的分かりやすいが，ハイポボレミアや高アルドステロン状態などは，総合的に考えなければならないのでムズカしい．

　まずは，各項目をマニュアル的にチェックした後，さらにハイクオリティを目指したいものである．そこで，なぜ低 Cl 血症だと HCO_3^- が上昇するのか？ どうして低 K 血症だと HCO_3^- が上昇するのか？ ハイポボレミアや利尿薬でアルカローシスになるのはなぜ？ 低換気や乳酸アシドーシスからの回復後に代謝性アルカローシスとなるのはどうして？――という疑問にお答えしたい．これらが原因となり，途中で，または結果として HCO_3^- が上昇するのである．臨床に出てから，生理学などの基礎医学の重要性に気づくのであるが，日々の臨床に追われ，深く考える時間がないのが悩みの種である．一方，基礎医学の授業は，あくまで格調高く，臨床的重要性が強調されないこともあるのであろう．

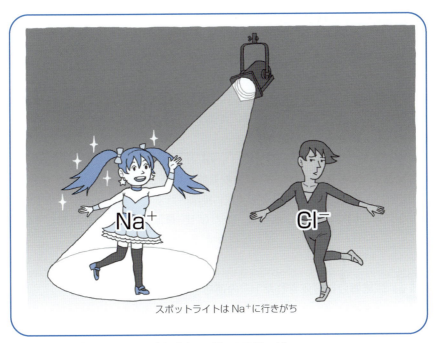
スポットライトは Na^+ に行きがち

図 13-3　スポットライトの当たらない Cl^- のステージ

> **メモ**　忘れられたイオン (forgotten ion)：Cl^-
>
> 　Cl^- は，Na^+ の陰に隠れたイオンとして長らく忘れ去られていた．電解質検査では，検査されるけれども，あまり重視されておらず，ほぼ無視されていてかわいそうである（図 13-3）．Na^+ と Cl^- の双方が低いと，まず Na^+ の低値に目が行き，低 Na 血症の治療を主体におく傾向にあり，Cl^- は後回しになりがちである．低 Na 血症の治療をしているうちに Cl^- も上昇してくるからであろう．そう，Na^+ と Cl^- はペアになって連動している．しかし，各種リンゲル液より生理食塩液を使う方がよい，L-アスパラギン酸カリウム（アスパラカリウム®）より塩化カリウムを選ぶ方がよい——という状況がある（逆の場合は☞11章）．Cl 濃度が酸塩基平衡に多大な影響を与えていることに，最近の若手医師は気づき始めている．

1 塩基の上昇のパターン

　塩基の上昇はどのようにして発生するのか？　言い換えると，HCO_3^- の上昇はどのようにして発生するのか？　一般論として，上昇に至るパターンは2つある．「産生が増える」か「排泄が減る」である．HCO_3^- についていうと，「産生が増える」は「腎での産生が増える」であり，「排泄が減る」は「腎での再吸収が増える」と同義である（**図13-4**）．

　尿細管細胞では，$CO_2 + H_2O \rightarrow H_2CO_3 \rightarrow H^+ + HCO_3^-$ の反応で H^+ と HCO_3^- が同時産生される．産生された H^+ は尿細管腔に分泌される．分泌された H^+ は，①HCO_3^- の再吸収に使われるか，②尿に排泄される．つまり，HCO_3^- 産生があるときには，同時に HCO_3^- 再吸収，または H^+ 排泄がある．近位尿細管では，HCO_3^- の再吸収が主である．遠位尿細管では，H^+ の排泄が主である．

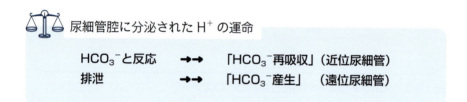

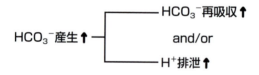

　では，HCO_3^- の再吸収とは何か？

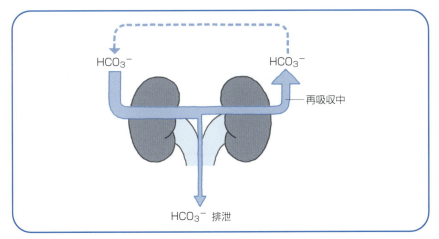

図 13-4　再吸収と排泄のバランス
下記の HCO_3^- 再吸収の式も見てほしい．

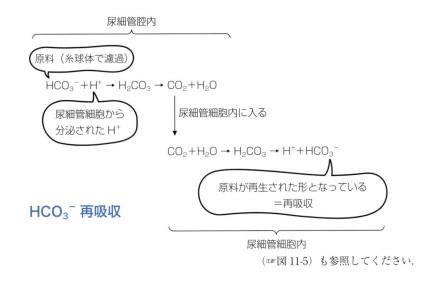

（☞図 11-5）も参照してください．

　尿細管腔内の HCO_3^- を原料として，尿細管細胞で再び HCO_3^- が再生されている．つまり，体内での HCO_3^- の収支は±ゼロとなっている（☞図11-5）．この過程を腎での HCO_3^- の再吸収と呼んでいる（**図 13-4**）．HCO_3^- は糸球体で濾過され尿細管腔に出て再吸収されるが，再吸収されなかった残りは尿中に排泄される（**図 13-4**）．したがって，「HCO_3^- の再吸収が減る」と「HCO_3^- の排泄

B．塩基の増加：生理学的立場から，強イオン差から　　**173**

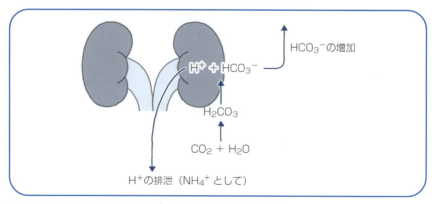

図 13-5　HCO_3^- の産生と H^+ の排泄（NH_4Cl の形で）

が増える」．逆に「HCO_3^- の再吸収が増える」と「HCO_3^- の排泄が減る」．

　次に HCO_3^- 産生の式（図 13-5）を見てほしい．尿細管腔に分泌されたが，HCO_3^- の再吸収に使用されない H^+ は NH_4^+ となって尿に排泄される．このとき同時産生されている HCO_3^- は体内に温存されるため，結果として HCO_3^- は増加する（図 13-5）．これは下記のチャートにおいて，「産生が増える」による「HCO_3^- の上昇」を意味していて，遠位尿細管の仕事である．

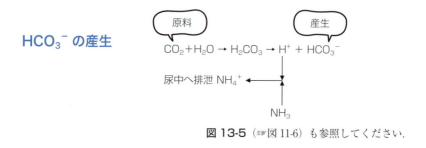

図 13-5 （☞図 11-6）も参照してください．

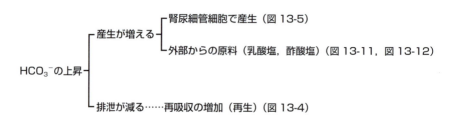

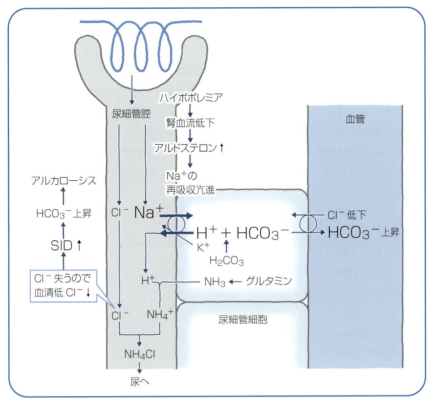

図 13-6　ハイポボレミアでアルカローシス：HCO_3^- の産生（H^+ の排泄）↑，SID↑

a. ハイポボレミア，GFR の低下→HCO_3^- 増加

循環血液量の減少（ハイポボレミア）は代謝性アルカローシスの原因となる（**図 13-6**）．これを contraction alkalosis ともいう．

1）生理学的立場から

ハイポボレミアは，循環血液量の減少した状態である．①循環血液量が減少すると腎血流量が減少し GFR が低下する．②腎血流が低下すると，レニン-アンギオテンシン-アルドステロン系が亢進し，アルドステロンが増加する．③アルドステロンの増加は，Na^+ の再吸収と K^+，H^+ の分泌を促す．④分泌される H^+ は，腎尿細管細胞が産生した H^+ で，同時に HCO_3^- も産生されているので，HCO_3^- が増加し，アルカローシスをもたらす．

2）強イオン差（SID）の立場から

さらに，⑤ H^+ は NH_3 を連れ NH_4^+ となり，NH_4^+ は Cl^- とともに NH_4Cl とし

B．塩基の増加：生理学的立場から，強イオン差から

て尿中に排泄されるため,体はCl⁻を失う.⑥Cl⁻を失うと血清の強イオン差(SID)が増加し,電気的中性を維持するためHCO₃⁻が増える(☞図13-4).

結局,ハイポボレミアにおけるアルカローシスは,腎における生理学的なHCO₃⁻の産生と強イオン差の増加によって説明できる.

ハイポボレミアの診断は,「言うは易く行うは難し」の世界である.血圧↓・心拍数↑・尿量↓・下大静脈径↓・中心静脈圧↓・BUN/Cre比↑・尿比重↑・尿浸透圧高値・尿中Na濃度低値・動脈圧の呼吸性変動・SVV(stroke volume index)・起立性低血圧・理学的所見(皮膚・舌など)などを駆使して,総合的に判断するしかないが,逆に代謝性アルカローシスの存在そのものがハイポボレミアを疑うきっかけとなりうる.

- 後 ハイポボレミアのときは,要するに尿量低下とともに尿中へのH⁺排泄は増加するのですね.
- 先 イエス.血液はアルカレミアでも,尿は酸性となり,これをparadoxical aciduriaというのです.

b. 低Cl血症➡HCO₃⁻増加
1) 生理学的立場から

低Cl血症はHCO₃⁻増加の原因となり,逆に高Cl血症はHCO₃⁻減少の原因である.それぞれ,低Cl性アルカローシス,高Cl性アシドーシスという名称がある.生理学的には,低Cl血症では,NaClとして再吸収されるNa⁺が減り,減った分のNa⁺はH⁺と交換されて再吸収される.このとき,Na⁺と交換でH⁺が分泌される.分泌されるH⁺を作るとき,HCO₃⁻を同時産生しているので,体内のHCO₃⁻は増える.Cl⁻とHCO₃⁻の関係については16章でさらに述べる(☞図11-5・6,図16-3・6・7).また,Cl⁻を通す穴(Clチャネル)についても16章で述べる.

2) 強イオン差(SID)の立場から

低Cl血症では,強陰イオンであるCl濃度が低いので,強イオン差(SID)が増加する(☞図11-12右下).強イオン差は,弱陰イオンで埋め合わされている(☞図5-11).このときフレキシブルに変化できるのはHCO₃⁻なので,強イオン差が増えるとHCO₃⁻が増加する.低Cl血症によるアルカローシスの治療には,「Cl⁻を補給すること」が本質的に重要である.この目的には,生理食塩液が適している.一方,胃液や消化液でCl⁻を失っている場合,Cl⁻喪失の防止対策が必要となる.

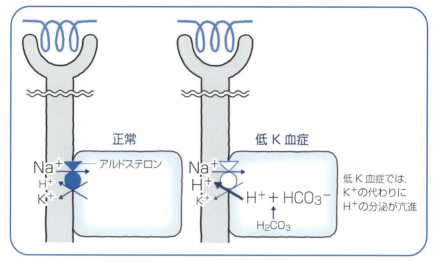

図 13-7　低 K 血症における Na$^+$，K$^+$，H$^+$ の交換

c. 低 K 血症 → HCO$_3^-$ 増加
1）生理学的立場から

　低 K 血症は少なくとも生理学的には 2 つの仕組みで HCO$_3^-$ を増やす．① Na$^+$ 再吸収時の K$^+$ の身代わりとしての H$^+$ の分泌（図 13-7），② H$^+$-K$^+$ ATPase の活性化による H$^+$ の分泌（図 13-8）．

① Na$^+$ が再吸収される際，交換で K$^+$ が分泌される．アルドステロンはこれを促進するホルモンである．低 K 血症では，細胞内の K$^+$ 量が低下している．K$^+$ 量が低下している場合，K$^+$ の身代わりとして H$^+$ を分泌するようになる．つまり，H$^+$ が尿細管腔内に分泌されるため，尿への H$^+$ 排泄が増える．尿細管細胞で H$^+$ を作るとき，HCO$_3^-$ が同時産生されているため（H$_2$CO$_3$ → H$^+$ + HCO$_3^-$），HCO$_3^-$ が増える（図 13-7）．

② 下部尿細管細胞には，K$^+$ を再吸収し H$^+$ を交換で出すポンプ（H$^+$-K$^+$ ポンプ）がある．このポンプは H$^+$-K$^+$ ATPase とも呼ばれ ATP をエネルギーとして使用し，K$^+$ を細胞内に入れ，H$^+$ を細胞外（尿細管腔内）に出している．細胞内の K$^+$ 濃度は高いので，このポンプを動かすにはエネルギーが要る．低 K 血症では，この H$^+$-K$^+$ ATPase が活性化するため，K$^+$ の再吸収が増え，交換で出される H$^+$ が増加する．その H$^+$ は尿細管細胞で産生されているが，同時に HCO$_3^-$ も産生されている．つまり，「腎で H$^+$ 分泌が増えれば，HCO$_3^-$ の産生が増える」のパターンで HCO$_3^-$ が増加する（図 13-8）．

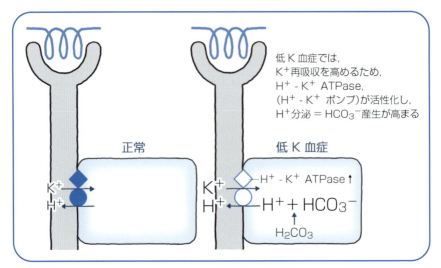

図 13-8　低 K 血症における H^+-K^+ATPase の活性化

2）強イオン差（SID）の立場から

　一方，強イオン差で考えると，K^+ が低いと尿細管での $Na^+/K^+/2Cl^-$ 共輸送体（1：1：2）での再吸収が減るので，通常に比し，Na^+ と Cl^- の尿への排泄が1：2の割合で増加する．その結果，血液側に残される Cl^- が減ることになり，血液中の強イオン差（Na^+-Cl^-）が大きくなるので，電気的中性を保つため HCO_3^- が上昇する．結局，低 K 血症では，低 Cl 血症を伴うことが多く，血漿の強イオン差が増加するが，これは，尿への Cl^- 排泄増加が原因と考えられる．

　まとめると，低 K 血症では，腎での HCO_3^- の産生と強イオン差の増加によりアルカローシスが発生する．治療としては，低 K 血症，低 Cl 血症の双方を治さなければ，アルカローシスから脱却できない．K^+ の補正には，アスパラギン酸カリウムではなく，塩化カリウムを使用した方がよい（塩化カリウムは Cl^- を含むので）．

d．利尿薬→HCO_3^- 増加

　利尿薬といえば，ラシックス®，サイアザイド系薬，アルダクトン A®，ソルダクトン®などであるが，代謝性アルカローシスの患者を診たら，利尿薬の使用について確認する習慣を持ちたいものである．

1）生理学的立場から

フロセミド（ラシックス®）の作用機序は，Na^+ の再吸収阻害である．Na^+ は糸球体から原尿としてろ過された直後から近位尿細管で再吸収が開始し，ヘンレ係蹄→遠位尿細管→集合管と流れていく間に再吸収が進む．フロセミドを投与すると，ヘンレ係蹄での Na^+ 再吸収が抑えられるため，通常より高濃度の Na^+ が下位の尿細管腔に入る．すると，通常より Na^+ 濃度が高いので，遠位尿細管での Na^+ 再吸収が通常に比べて亢進する．このとき，その再吸収の際には，Na^+ と H^+ の交換が行われるので，通常より多くの H^+ が尿中に排泄される結果となる．その H^+ は，尿細管細胞で産生された H^+ であるが，結局排泄されてしまう運命なのである．H^+ が産生されるときには，HCO_3^- も産生されるため，HCO_3^- が増加する．

また，尿細管での再吸収抑制の結果，集合管に到達する Na^+ 量が増えると集合管で再吸収される Na^+ が増え，交換で K^+ が分泌されるので，尿への K^+ 喪失が増加し，低 K 血症の原因となる．低 K 血症は，HCO_3^- 増加をもたらす（低 K 血症の項参照）．低 K 血症もまた，代謝性アルカローシスの原因である．

一方，カンレノ酸カリウム（ソルダクトン®），スピロノラクトン（アルダクトン A®）は，アルドステロンを抑制するため，Na^+ の再吸収が抑えられ，これと交換で分泌される K^+ が減少するため，血中 K^+ 濃度は増加し，H^+ の分泌が低下する．連動して H^+ の産生が低下し，同時に産生される HCO_3^- も減少するため，アシドーシス傾向になる．

2）強イオン差（SID）の立場から（図 13-9）

フロセミドは $Na^+/K^+/2Cl^-$ 共輸送体を抑制するため，尿への Na^+，K^+，Cl^- の排泄が増える（1：1：2）．尿への Cl^- 排泄が Na^+ に比し割合として多いので，血中に残される Cl^- 量は Na^+ 量に比し減る．結果として，血中の強イオン差（SID）が増加し，強イオン差を埋め電気的中性を保つために HCO_3^- が増え，アルカローシスとなる．

サイアザイド系薬は，Na^+/Cl^- 共輸送体を抑制し，Na^+，Cl^- の再吸収を抑えるため，これらの尿への排泄が増加する．Na^+ と Cl^-（1：1）の排泄増加は，血中の強イオン差の増加に繋がり，アルカローシスの原因となる（☞低 Cl 血症の項）．

e．低換気後→HCO_3^- 増加

1）生理学的立場から

低換気後の代謝性アルカローシスは，慢性の低換気状態を人工呼吸で正常化し

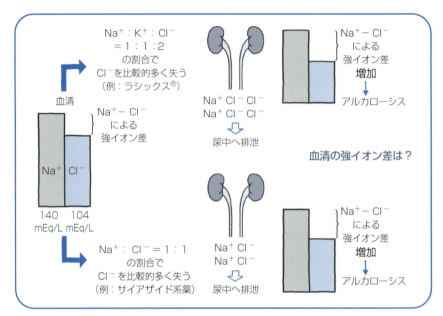

図13-9　利尿薬による強イオン差（血清）の増加

たときに発生する．①低換気は，高CO_2血症をもたらし，呼吸性アシドーシスをもたらす．②呼吸性アシドーシスに対する代謝性代償としてHCO_3^-が増加し，低Cl血症が発生する．③低換気が解除されpCO_2が正常化したとき，代償で増加していたHCO_3^-が依然として高値のままとなるので，代謝性アルカローシスが顕在化する．④Cl^-が減少しているので，Cl^-が正常化しない限り代謝性アルカローシスが継続する．ICUでは，高CO_2を容認する肺保護換気を行うため，代償反応としてHCO_3^-が増加し，同時にCl^-が低下している患者がいる．<u>高CO_2血症の時期があった患者では，代謝性アルカローシスがなかなか改善しない場合，Cl^-が補正されていない可能性があるので，この場合Cl^-の補給をしっかり行う必要がある．</u>

2）強イオン差の立場から（図13-10）

　高CO_2状態では，腎尿細管細胞からのH^+の分泌（＝HCO_3^-の産生）が高まる．分泌されたH^+はNH_3を尿細管細胞から引き出し，原尿中のCl^-を伴って，NH_4Clとなって尿に排泄される．ポイントは，このときCl^-も排泄されるため，体内のCl^-が減少し，強イオン差（SID）が大きくなる点である．強イオン差の増大はHCO_3^-の増加で対応されるので，HCO_3^-が増えpHが上昇する．これ

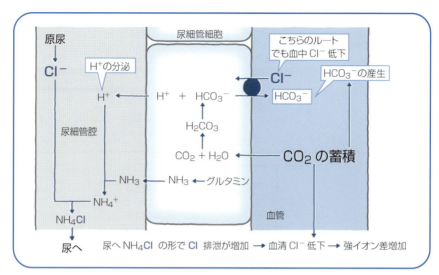

図 13-10 低換気（高 CO_2）による強イオン差の増加

は，呼吸性アシドーシスに対する代謝性代償といえるが，低 Cl が発生したため HCO_3^- が増えるとも考えることができる．この状態で CO_2 が正常化した場合，低 Cl によるアルカローシスが持続することになる．つまり，低 Cl を補正して，強イオン差を元に戻す治療が根本的に必要である．

f．ペニシリン，カルベニシリンの使用→HCO_3^- 増加

ペニシリン，カルベニシリンは陰イオンである．ペニシリン，カルベニシリンは腎排泄だが，これらは陰イオンであるため，尿細管腔内の陰イオンが増加し，尿細管細胞内から陽イオンが電気的に引っ張られる形で放出される．その陽イオンは H^+ である．その分の H^+ は $CO_2+H_2O \rightarrow H_2CO_3 \rightarrow H^+ + HCO_3^-$ で産生された H^+ で，その際 HCO_3^- も産生されているので HCO_3^- が増加する．

g．乳酸アシドーシス，ケトアシドーシス後→HCO_3^- 増加

乳酸アシドーシスやケトアシドーシスを発生後，その原因が解除され，乳酸⁻やケト酸⁻の代謝が再開すると発生する．乳酸⁻やケト酸⁻は代謝されると同量の HCO_3^- を残すので，HCO_3^- が増加する（**図 13-11**）．例えば，ショックからの回復後に発生する．

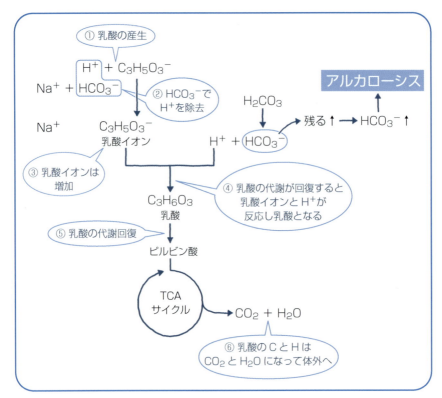

図 13-11　乳酸⁻の代謝：HCO_3^- 増加

h. 大量輸血後➡HCO_3^- 増加

　大量輸血後に抗凝固薬（クエン酸ナトリウムなど）が代謝され，HCO_3^- を残すと代謝性アルカローシスが発生する（図 13-12）．

i. 高アルドステロン

　アルドステロンの増加は，Na^+ の再吸収と K^+，H^+ の分泌を促す．ハイポボレミアでのアルカローシスの原因は，アルドステロンの増加が関与しているが，これらは二次性のアルドステロン増加である．一次性でも二次性でもアルドステロンの増加は，アルカローシスの原因となる（図 13-13）．ハイポボレミアがアルカローシスの原因なら，循環血液量を改善することが治療となるので，細胞外液補充液の輸液が必要となる．

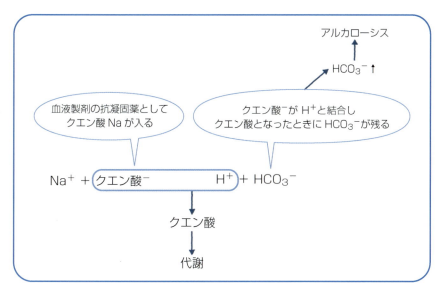

図 13-12　クエン酸⁻の代謝

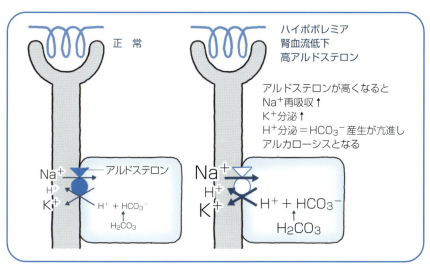

図 13-13　高アルドステロンによる K^+，H^+ 分泌の増加

B．塩基の増加：生理学的立場から，強イオン差から

> **メモ** 希釈と濃縮：dilution, contraction vs. dilutional, concentrational
>
> Na^+ 濃度の低下は，水の相対的増加であり，この状態を「希釈」という．強イオン差の低下はアシドーシスを示唆するが，Na^+ 濃度の低下を伴っている場合，「希釈」がアシドーシスの原因となる（☞表 14-1）．そこで，この「希釈」によるアシドーシスを dilutional acidosis という．一方，従来の dilution acidosis という用語は HCO_3^- を含まない生理食塩液を入れると HCO_3^- 濃度が希釈され pH が低下すると理解されているが，その病態は高 Cl 性アシドーシスである．日本語に訳すとどちらも「希釈」になってしまうので，その内容を確認して理解を進めるとよい．
>
> 逆に，Na^+ 濃度の上昇は水の相対的減少であり，この状態を「濃縮」という．強イオン差の上昇はアルカローシスを示唆するが，Na^+ 濃度の上昇を伴っている場合，「濃縮」がアルカローシスの原因となる（☞表 14-1）．そこで，この「濃縮」によるアルカローシスを concentrational alkalosis という．一方，contraction alkalosis という用語の場合，contraction とは収縮という意味で，細胞外液量が縮むというイメージとなり，細胞外液量が減少した状態（ハイポボレミア）を指す．しかし，日本語に訳すと concentrational, contraction の双方が「濃縮」になってしまい，意味の取り違えが発生するので，注意されたい．
>
> 本書では，Fencl ら（Am J Respir Crit Care Med 162: 2246-2251, 2000）の考えかたに沿って，水の増加を「希釈」，水の減少を「濃縮」とし，「希釈」と「濃縮」を血清 Na^+ 濃度で評価している．

2 アルカローシスにおける尿中 Cl 濃度の意義：Cl 反応性アルカローシス

アルカローシスで尿中 Cl 濃度＜20 mEq/L は，尿中 Cl^- の低下を示している．これは，腎での Cl^- 再吸収が増加した結果であり，Cl^- を投与すれば再吸収され，血中 Cl 濃度が上昇することを期待できる．血中 Cl 濃度の上昇は，強イオン差を下げる方向に作用するので，アルカローシスを改善する方向となる．このアルカローシスを Cl 反応性アルカローシスと呼んでいる．Cl 反応性アルカローシスでは，生理食塩液を投与する．Cl 反応性アルカローシスの原因として，低換気後，ハイポボレミア，消化管からの Cl^- 喪失などがある．一方，高アルドステロンによるアルカローシスは，Cl 不応性である．

強イオン差の使いかた 14

― 電解質異常による代謝性障害発見のために

先輩（以下先） 5章と11章 C で強イオン差の概念について触れました．強イオン差を用いた方法を Stewart アプローチといいます．

後輩（以下後） 具体的な使いかたを知りたいです．ポイントは何でしょうか？

先 強イオン差（SID）を計算して，その変化の原因を Na^+，Cl^-，ΔXA 出現（増加）で判断するのです．SID は強陽イオンと強陰イオンの差です．$Na^+ - Cl^- - \Delta XA$ で決まります．ΔXA は正常ではゼロなので，増加と出現は同じ意味です．

後 ところで，ΔXA って何ですか？

先 ΔXA は，正常より増加した酸の増加分による強陰イオンです．ΔXA は実測していませんが，幸いなことに，SID の値そのものは，測定値のある「$HCO_3^- + Alb^- + Pi^-$」で逆算できるのです（☞図5-10）．

後 SID の数値は，「$HCO_3^- + Alb^- + Pi^-$」で求め（☞p60），この数値が変化した原因を Na^+・Cl^- の増減，ΔXA 出現から判断するのですね（**表14-1**）．ΔXA の判断はどのようにするのでしょうか？

後 ΔXA は「$Na^+ - Cl^-$」－「$HCO_3^- + Alb^- + Pi^-$」で計算します．酸の増加がなければ，ΔXA はゼロ（±2）です．ΔXA と SID ギャップは同義語です．

酸塩基平衡障害を評価するために，pH と pCO_2，HCO_3^-，BE，AG を用いる方法（☞7章）について説明してきた．これらは，「血清アルブミン濃度が正常」を前提とした方法である．さらに，AG については，アルブミン低値に対して補正（☞11章）すると代謝性アシドーシス（Gap アシドーシス）の検出力が増す――これらで，代謝性・呼吸性障害を診断してきた．しかし，酸塩基平衡障

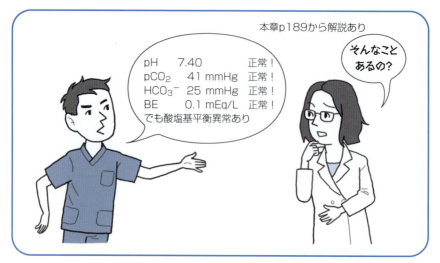

図 14-1　pH 正常，pCO$_2$ 正常，HCO$_3^-$ 正常．でも，酸塩基平衡障害あり

害のすべてで HCO$_3^-$ または pCO$_2$ が最初に変化するわけではない．電解質異常が続発的に HCO$_3^-$ に変化をもたらし，代謝性アシドーシスやアルカローシスが実際発生する．例えば，生理食塩液（☞図 11-11）の大量輸液で，代謝性アシドーシスが発生するが，最近の見解では高 Cl 血症が原因と考えられている．

　現実的には，酸塩基平衡障害では，HCO$_3^-$ または pCO$_2$ の値が変化している場合が多い．しかし，ICU 患者などで複数の病態を持つ重症患者では，HCO$_3^-$，pCO$_2$，pH がすべて基準範囲内でも，酸塩基平衡障害がある患者がいる（エッ，何それ？）（**図 14-1**，**図 14-2**）．

　本章では，代謝性の異常の原因について，電解質異常（高低 Na$^+$，高低 Cl$^-$），希釈・濃縮（Na$^+$ 濃度で判断），酸の増加，低アルブミン血症などの原因を特定しながら，強イオン差を用いて評価する具体的な方法［Stewart アプローチ，physicochemical approach（物理化学的アプローチ）］（Fencl, et al: Am J Respir Crit Care Med 162: 2246-2251, 2000）について考えてみたい．

A　強イオン差（SID）を用いた酸塩基平衡の読みかた

　強イオン差（strong ion difference：SID）が大きい場合はアルカローシスで，

小さい場合はアシドーシスである（SID＝HCO$_3^-$＋Alb$^-$＋Pi$^-$）（☞5章）．ただ，「大きい（＝高い，増加，上昇）」「小さい（＝低い，減少，低下）」の基準は明確とはいえない……というか，だいたいである［37付近（☞p193，5章 **F**）］．しかし，上がっている雰囲気があれば，アルカローシスを起こす病態があり，下がっている雰囲気ならアシドーシスを起こす病態があると判断し，その病態を探る．この強イオン差（SID）路線で判断できる病態は，希釈によるアシドーシス（dilutional acidosis），高Cl性のアシドーシス，酸の増加によるアシドーシス，濃縮によるアルカローシス（concentrational alkalosis），低Cl性のアルカローシスである．

㉨ 雰囲気って何ですか？
㊚ 基準の線引きが難しいという意味です．
㉨ 困ります．
㊚ 慣れてくるとあまり気にならなくなるので不思議です．

では，どのようにして，希釈，濃縮，高Cl血症，低Cl血症，酸の増加を判断するのか．

 判断の指標（表14-1）

- 希釈，濃縮　　➡　Na$^+$濃度
- 高Cl，低Cl　　➡　Cl$^-$濃度
- 酸の増加　　　➡　SIDギャップ（and/or AG）

SIDギャップは「Na$^+$－Cl$^-$」と「HCO$_3^-$＋Alb$^-$＋Pi$^-$」の差［SIDギャップは11章の ΔXA（強酸の増加分）と同じです］．Na$^+$濃度が異常な場合はCl$^-$をNa$^+$濃度で補正した，補正Cl$^-$濃度（☞p189）で判断．

Stewartアプローチでは，酸塩基平衡の異常は，①SID（強イオン差），②非揮発性の弱酸，③pCO$_2$の3要素で評価する．非揮発性の弱酸の陰イオンとは，Alb$^-$とPi（HPO$_4^{2-}$，NaHPO$_4^-$，H$_2$PO$_4^-$などの電荷の総和）である．
　SIDのコンセプトはSID＝Na$^+$－Cl$^-$－ΔXA であるが，その値はHCO$_3^-$＋Alb$^-$＋Pi$^-$で計算する．

A．強イオン差（SID）を用いた酸塩基平衡の読みかた　　**187**

表 14-1 強イオン差（SID）を用いた代謝性障害の判断：①SID，②非揮発性の弱酸，③pCO$_2$

				アシドーシス	アルカローシス
非呼吸性（代謝性）	SID	希釈・濃縮		SID↓, Na$^+$↓	SID↑, Na$^+$↑
		強い陰イオンの異常	Cl$^-$ 過剰・欠乏	SID↓, Cl$^-$↑	SID↑, Cl$^-$↓
			酸の増加	SID↓, SID ギャップ↑	
	非揮発性の弱酸	血清アルブミン		Alb$^-$↑	Alb$^-$↓
		無機リン		Pi$^-$↑	Pi$^-$↓
呼吸性	pCO$_2$			pCO$_2$↑	pCO$_2$↓

[Fencl V, et al: Am J Respir Crit Care Med 162: 2246-2251, 2000 を参考に作成]

① SID（強イオン差）を計算

$$\text{SID}(\text{mEq/L}) = \text{HCO}_3^- + \text{Alb}^-(\text{mEq/L}) + \text{Pi}^-(\text{mEq/L})$$
$$= \text{HCO}_3^- + 2.8 \times \text{Alb}(\text{g/dL}) + 0.6 \times \text{Pi}(\text{mg/dL})$$

- SID が低く，Na$^+$ が低ければ希釈によるアシドーシス（dilutional acidosis）
- SID が低く，Cl$^-$ が高ければ，高 Cl によるアシドーシス
- SID が高く，Na$^+$ が高ければ濃縮によるアルカローシス（concentrational alkalosis）
- SID が高く，Cl$^-$ が低ければ低 Cl によるアルカローシス

〈SID ギャップ（⊿XA）を計算〉

SID ギャップ（=⊿XA）=（Na$^+$ − Cl$^-$）−（HCO$_3^-$ + Alb$^-$ + Pi$^-$）

- SID ギャップが高ければ酸の増加によるアシドーシス

②非揮発性の弱酸（≒Alb$^-$ と Pi$^-$ の評価）
- Alb$^-$ が高いと代謝性のアシドーシス
- Alb$^-$ が低いと代謝性のアルカローシス
- Pi$^-$ が高いと代謝性アシドーシス

  *Pi の低下は代謝性アルカローシスの方向だが，Pi 値は基準値がもともと低いので，低下してもその程度は小さく，現実問題として，Pi 低下のみによるアルカローシスは考慮しなくてよい。

③ pCO$_2$ を評価
- pCO$_2$ が高ければ呼吸性アシドーシス，低ければ呼吸性アルカローシス

```
SID ─┬─ 上昇 → アルカローシス ─┬─ Na⁺↑ → 濃縮によるアルカローシス
     │                        └─ Cl⁻↓ → 低 Cl によるアルカローシス
     │                                   (☞16章例1, 17章例3)
     └─ 低下 → アシドーシス ─┬─ Na⁺↓ → 希釈によるアシドーシス (☞17章例4・5)
                             ├─ Cl⁻↑ → 高 Cl によるアシドーシス
                             │         (☞本章例1・2, 16章例2)
                             └─ SID ギャップ (ΔXA)↑ → 酸増加によるアシドーシス
                                                      (☞本章例2, 17章例5)

アルブミン ─┬─ 上昇 → アシドーシス
           └─ 低下 → アルカローシス (☞本章例1, 17章例5)
```

 判断基準（施設の基準値によって異なります）

- SID 基準値：例えば 37（☞ 5章 **F**）
- Na⁺, Cl⁻ の ↑↓ の判断：基準範囲より高ければ↑（上昇），
  低ければ↓（低下）.
- Cl⁻：希釈（低 Na 血症），濃縮（高 Na 血症）がある場合に補正

$$補正\ Cl^- = Cl^- \times \frac{Na^+\ 基準値}{Na^+\ 測定値}$$

基準値の例：Na⁺ 140（135〜145）mEq/L, Cl⁻ 104（100〜108）mEq/L

- 酸増加：SID ギャップ（= ΔXA），または AG（低アルブミン血症のときは補正 AG）で推定.

$$補正\ AG = AG + 2.5 \times (Alb\ 基準値 - 測定値\ Alb(g/dL))$$

例 1

例えば，外傷後で生理食塩液の大量輸液後の患者である（図 14-1, 図 14-2）.

① HCO_3^-/pCO_2 から

pH	7.40
pCO_2	41 mmHg
pO_2	90 mmHg
HCO_3^-	25 mEq/L
BE	+0.1 mEq/L

A．強イオン差（SID）を用いた酸塩基平衡の読みかた

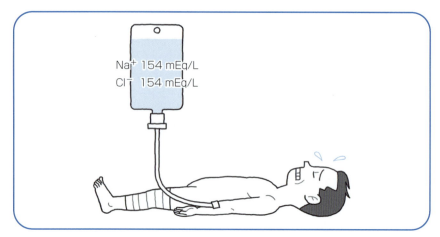

図 14-2　外傷患者で生理食塩液を輸液中

「血ガス分析の結果は一見正常なので，酸塩基平衡の異常は一見なさそうです」

②AG から

Na^+	143 mEq/L
K^+	4.5 mEq/L
Cl^-	111 mEq/L

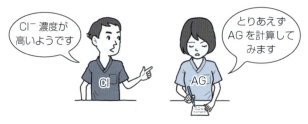

Alb	1.8 g/dL
Pi	3 mg/dL

　$AG = Na^+ - Cl^- - HCO_3^- = 143 - 111 - 25 = 7$ mEq/L．AG を計算してみると低めである．低アルブミン血症があるので Alb で補正（☞6章）すると，AG＋2.5×(Alb 基準値−Alb 測定値) ＝ 7＋(4.0−1.8)×2.5 ＝ 12.5 となり，Alb で補正した補正 AG は基準範囲内である．

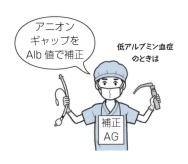

　この検査結果から,「pH, HCO_3^-, pCO_2 が正常で酸塩基平衡に問題なし. Cl^- が少し高めなのは, 生理食塩液を大量に入れたからである」——と納得して,「特に酸塩基平衡に問題なく, 電解質異常はある」と判断する人が多いのではないかと思う. 次の段階として, 強イオン差（Stewart アプローチ）で読んでみたい.

③強イオン差（SID）から：Stewart アプローチ

　SID（＝HCO_3^-＋Alb^-＋Pi^-）を計算（☞5章）.
　HCO_3^-＋Alb^-＋Pi^-＝25＋(2.8×1.8)＋(0.6×3)＝25＋5.04＋1.8＝31.84…低い！
➡アシドーシスあり. SID＝Na^+－Cl^-－$\varDelta XA$ の式から考えると, SID 低下の原因は Na^+ 低下, Cl^- 上昇, 酸増加のいずれか, または同時発生である.

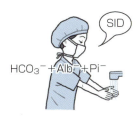

- Na^+ を見る　➡正常なので, 希釈によるアシドーシスではないと判断する.
- Cl^- を見る　➡111 mEq/L で高い！ 強イオン差（SID）が 31.84 と低い. Cl^- が高いので, 表14-1 に当てはめると, Cl^- の過剰による高 Cl 性アシドーシスと判断できる.

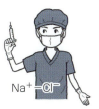

次に，

- 「$Na^+ - Cl^-$ による強イオン差（SID）」（32 mEq/L）を計算し，「$HCO_3^- + Alb^- + Pi^-$ による SID」（31.84 mEq/L）と比較する［SID ギャップ（ΔXA）の評価］　➡差なし！　➡酸の増加はない
- Alb を見る　➡低いので，アルカローシスの方向に作用！

④ 診　断

高 Cl 性アシドーシスと低アルブミン血症によるアルカローシスの同時発生．高 Cl の原因は生理食塩液の大量輸液．高 Cl 性アシドーシスであるにも関わらず pH が基準範囲内なのは，アルブミンの低下によるアルカローシスが同時発生しているからと分かる．今後の輸液方針として，Cl^- の比率が高くない輸液，細胞外液補充液以外の輸液を使用するのがよい．アルブミン濃度を上げると，pH 低下が顕在化すると予想される．もし嘔吐や胃管で胃液を失うと，Cl 濃度が正常化した上で，pH が上昇するであろう．

強イオン差を計算（酸の増加がない場合）

$$Na^+ - Cl^- \fallingdotseq HCO_3^- + Alb^- + Pi^- = 強イオン差（SID）$$

酸（測定されない強陰イオン＝XA^-）の増加がない場合，「$Na^+ - Cl^-$」の値と「$HCO_3^- + Alb^- + Pi^-$」の値は同じような数値である．HCO_3^- の基準値は 24 mEq/L，AG の基準値は 12 mEq/L なので，「$Na^+ - Cl^-$」の目安は 36 mEq/L 付近と考えてよい．

酸の増加を推定するため，実測した電解質を用いた「$Na^+ - Cl^-$ による SID」と「$HCO_3^- + Alb^- + Pi^-$ による SID」の双方を計算する．酸の増加がない場合，双方の値はほぼ等しい（±2 を超えなければ等しいと判断できる；☞ 11 章）．

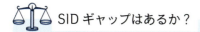

SID ギャップはあるか？

2つのSIDを別々に計算

「$Na^+ - Cl^-$」　　　「$HCO_3^- + Alb^- + Pi^-$」

正常ではほぼ等しい（差が±2以内なら等しいとみなす：☞11章）

具体的な係数を入れた計算式

$$SID = HCO_3^- + 2.8 \times Alb(g/dL) + 0.6 \times Pi(mg/dL)$$

［Fencl V, et al: Am J Respir Crit Care Med **162**: 2246-2251, 2000 より］

SID は，健常な人で例えば $24+2.8\times4+0.6\times3=37$ mEq/L 付近である［Alb の基準値は 3.5〜5.0 g/dL（4.0 として計算），Pi の基準値は 2.5〜4.5 mg/dL（3.0 として計算）］．SID がこれより大きい場合は H^+ が少なくなる方向に，小さい場合は H^+ が多くなる方向に動いている．

「Na^+-Cl^-」による SID と「$HCO_3^- + Alb^- + Pi^-$」による SID の差（**図 14-3**）——SID ギャップ——がなければ，酸の増加はない（☞11章）．

「Na^+-Cl^-」による SID が「$HCO_3^- + Alb^- + Pi^-$」による SID より大きい場合，測定されていない強陰イオン（XA^-）（☞図 11-3）の増加（つまり，酸増加による代謝性アシドーシス）を疑う．「Na^+-Cl^- による SID」と「$HCO_3^- + Alb^- + Pi^-$ による SID」の差を SID ギャップという（☞5・11章）．なお，SID ギャップは 11 章の $\varDelta XA$ と同じである．言い換えると，SID ギャップが増加している場合，測定されない酸の増加があると判断できる．

XA^- は，乳酸やケト酸などのような酸性陰イオンや代謝の過程で発生する有機陰イオンの総和である．XA^- の増加を疑ったら，液体クロマトグラフィで測定すれば確認できるが，現在，日常ルーチンで簡単に測定できるのは乳酸のみである．しかし，腎不全や多臓器不全では，乳酸以外の多種の酸が同時に上昇するので，どの酸が上昇しているとは特定できない．

SID 以外の別ルートで XA^- の増加を推定するには，AG または補正 AG（☞6章）を用いる．逆に言うと，AG または補正 AG が高い場合は SID ギャップが存在し，「Na^+-Cl^- による SID」＞「$HCO_3^- + Alb^- + Pi^-$ による SID」——と考えてよい．補正 AG は，低アルブミン血症が存在するとき，$AG + 2.5 \times$（Alb 基準値 − Alb 測定値）で求める．Alb の基準値は各施設の検査機器で異なる．本書では 4.0 g/dL としている．Alb 濃度の基準値を 4.5 g/dL とした場合，SID は 38.4 mEq/L となる．

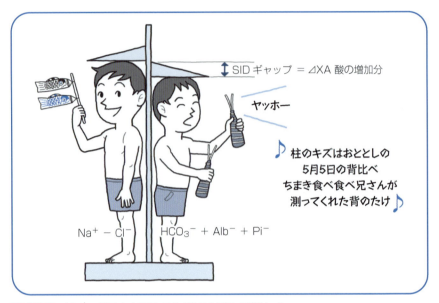

図 14-3　Na^+-Cl^- と $HCO_3^-+Alb^-+Pi^-$ の背比べ

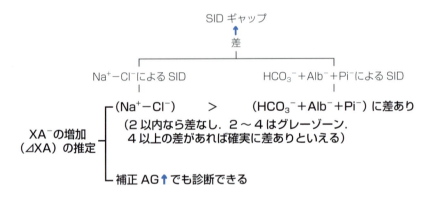

(後) SID ギャップが＋（プラス）のときは，測定されない強陰イオン（酸）の増加（$\varDelta XA$）の存在が分かります．つまり，「Na^+-Cl^- による SID」が「$HCO_3^-+Alb^-+Pi^-$ による SID」より大きいことが，臨床的に重要であると思いますが，逆の場合はどうなるのでしょうか．

(先) 正常なら，SID ギャップはゼロ（－2～＋2 mEq/L はゼロとみなす；☞ 11 章）です．もし，SID ギャップが－（マイナス）の値（「Na^+-Cl^-」が「$HCO_3^-+Alb^-+Pi^-$」より 2 以上小さい場合）なら，計算に入っていない強陽イオン

（Mg^{2+}，K^+，Ca^{2+}）の総和が増えたか，高ガンマグロブリン血症，高リチウム血症，高ブロム血症，中毒物質としての何らかの陽イオンの存在などの可能性がありますが，まれです．また，測定値の誤差の積み重ねの可能性もあります．
- ㊡ それは重要なことですか？
- ㊕ SIDギャップは酸の増加を探すための指標ですので，これが－の場合は，酸の増加がないことを示すという意義があります．一方，SIDギャップが大きく－なら，まれな病態に注目するきっかけになるかもしれません．

B 症 例

例2

人工呼吸中

pH	7.18
pCO_2	38 mmHg
pO_2	113 mmHg
HCO_3^-	14.2 mEq/L
BE	－14.2 mEq/L

血清電解質

Na^+	154 mEq/L
K^+	5.1 mEq/L
Cl^-	120 mEq/L
乳酸	4.0 mmol/L
BUN	45 mg/dL
Cre	3.18 mg/dL
Pi	5 mg/dL
Alb	2.6 g/dL

1 $\dfrac{HCO_3^-}{pCO_2}$ 門から

単純性障害としたら,
- pH＜7.35 なのでアシデミア
- pCO_2 は基準範囲内
- HCO_3^-＜22 mEq/L で低下しているため,代謝性アシドーシスあり
- BE は－14.2 mEq/L で明らかに低い（＜－5；基準値は ☞ p82 のメモ）
- pCO_2 は低下してないので,呼吸性代償があるとはいえない.

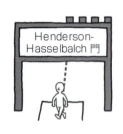

予想される pCO_2 に対する代償の程度を計算すると,14.2＋15＝29.2 mmHg. 現在の値（38 mmHg）は予測値に比し 9 mmHg 大きいので代償の範囲ではないと考えられる.そこで,単純性障害ではなく,混合性障害といえる.つまり,呼吸性アシドーシスの同時発生があると判断できる.この場合,人工呼吸による換気量が低いためと判断する.

AG＝154－120－14.2＝19.8 mEq/L（低アルブミン血症があるので Alb で補正すると,補正 AG（☞ 6 章）は 23.3 mEq/L）で上昇しているので,Gap アシドーシスありと判断できる.乳酸が高いので,Gap アシドーシスの原因として,少なくとも乳酸の高値が考えられる.

補正 HCO_3^-（☞ 11 章）を計算すると,HCO_3^-＋（補正 AG－12）＝14.2＋(23.3－12)＝25.5 mEq/L.補正 HCO_3^- は基準範囲（22～26 mEq/L）なので,non-Gap アシドーシスがあるとはいえない.

2 SID 門から

① HCO_3^-＋Alb^-＋Pi^- による強イオン差（SID）を計算
SID＝HCO_3^-＋(2.8×Alb)＋(0.6×Pi)＝14.2＋(2.8×2.6)＋(0.6×5.0)＝14.2＋7.3＋3＝24.5 mEq/L……低い！
→ アシドーシス

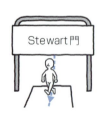

② 表 14-1 に沿って Na^+ と Cl^- を判断
- Na^+：154 mEq/L であり低くないので,希釈性のアシドーシスはない！ むしろ濃縮している.
- Na^+ が基準範囲上限より高いので濃縮があると考え,補正 Cl^- 値を計算する.

補正 $Cl^- = Cl^- \times 140 / Na^+ = 120 \times 140 / 154 ≒ 109$ mEq/L と基準値の範囲より高いので，高 Cl 性アシドーシスあり！

③$Na^+ - Cl^-$ による SID を計算し，$HCO_3^- + Alb^- + Pi^-$ による SID と比べる：SID ギャップ（⊿XA）の出現をチェック．

- $Na^+ - Cl^- = 154 - 120 = 34$ mEq/L
- $Na^+ - Cl^-$ による SID（34 mEq/L）と $HCO_3^- + Alb^- + Pi^-$ による SID（24.5 mEq/L）に差がある（SID ギャップがある！；☞11 章）ので，測定されない陰イオンの増加が疑われる　→酸増加（⊿XA）によるアシドーシスもあり

$$Na^+ - Cl^- > HCO_3^- + Alb^- + Pi^-$$
$$(34 \text{ mEq/L}) \qquad (24.5 \text{ mEq/L})$$

SID 門から入る場合，酸増加による代謝性アシドーシスの診断は，① $HCO_3^- + Alb^- + Pi^-$ による SID の計算と，② $Na^+ - Cl^-$ による SID 計算，③双方の比較を行う．一方，AG や補正 AG で酸増加を一発診断してもよいが，補正 AG を用いた補正 HCO_3^- の計算では精度が落ちる．

本例の場合，AG は 19.8（154−120+14.2）であるが，低アルブミン血症があるのでアルブミン（基準値を 4.0 g/dL として）で補正すると，AG+2.5×（Alb 基準値−Alb 測定値（g/dL））＝19.8+2.5×（4.0−2.6）＝23.3 mEq/L となり，補正してもしなくても AG は高い．そこで，測定されない酸（XA）の増加（⊿XA）によるアシドーシスありと判断できる．乳酸が上昇しているので，少なくとも高乳酸血症によるアシドーシスはあると判断できる．

④結　論

高 Cl によるアシドーシスおよび酸増加によるアシドーシスの同時発生．

代償として予想される pCO_2 予測値は $HCO_3^- + 15 = 14.2 + 15 ≒ 29$ mEq/L（☞10 章）であり，pCO_2 実測値 38 mmHg は，予測値より 4 を超えて高いので，確実に呼吸性アシドーシスもあり．

BUN，Cre の上昇から，腎機能低下が原因と考えられる（eGFR 19.4 mL/分/1.73 m^2）．乳酸以外にもリン酸が若干高めで，硫酸などの尿毒症性酸の上昇がある可能性がある．一般的に，高 Cl 性アシドーシスの原因として，腎または消化管からの HCO_3^- の喪失，腎尿細管性アシドーシスがあるが，本例では腎機能が低下しているので，腎尿細管性アシドーシスがあると推察できる．

この症例の場合，HCO_3^-/pCO_2門から入ると，代謝性アシドーシスと呼吸性アシドーシスの同時発生と診断することとなり，原因として酸の上昇が考えられるが，高Clによる代謝性アシドーシスを見逃す可能性があるので，SID門からも入った方がよいと考えられる．

pCO_2が基準範囲なのに呼吸性アシドーシスと判断する考えかたは，「健常者であるなら，代謝性変化に対する二次性変化としてpCO_2が低下するはずなのに低下していないということは，もともとpCO_2が蓄積している状態（＝つまり呼吸性アシドーシスという病態）があり，その状態から二次性変化で低下し，値としては基準範囲に入ったと考えられる」からである．これは，人工呼吸器が装着されていない状態での考えかたである．本症例では，人工呼吸器が装着されているので，人工呼吸器の設定が低換気か，正常か，過換気かをpCO_2で判断することになる．

したがって，呼吸性アシドーシスと判断したが，もともとの病態でそうなっているのではなく，人工呼吸器の設定が原因である．健常な人の二次性変化のレベルに合わせるなら，分時換気量を増やすとよいだろう．

メモ SID（強イオン差）を決める因子と計算するための因子

SIDの値は$HCO_3^-+Alb^-+Pi^-$で計算できるが，p143にもあるように，$Na^+-Cl^--\triangle XA = SID = HCO_3^-+Alb^-+Pi^-$である．言い換えると，SIDは$Na^+$，$Cl^-$，酸増加（$\triangle XA$）で決まる．しかし$\triangle XA$は実測されていないため，検査データとしては得られていない．そこで，検査データのある$HCO_3^-+Alb^-+Pi^-$で①SIDの値を計算した後，②SIDが変化した原因を考える．$SID=Na^+-Cl^--\triangle XA$の式の構成要素（$Na^+$，$Cl^-$，$\triangle XA$）から考えると，SIDの低下は$Na^+$減少，$Cl^-$増加，$\triangle XA$増加が原因となる（式に当てはめて考えてください）．一方，SIDの増加は，Na^+増加，Cl^-減少が原因となる．つまり，計算されたSID値の増減とNa^+，Cl^-，$\triangle XA$（＝SIDギャップ）の増減を組み合わせて，原因を判定する（☞表14-1）．$\triangle XA$は，「Na^+-Cl^-」－「$HCO_3^-+Alb^-+Pi^-$」で計算する．$\triangle XA$は酸の増加分であるが，正常では増加していないのでゼロである．

電解質による HCO_3^- の変化 15

いままでのおさらい

先輩（以下先） 酸塩基平衡を読むとき，何を見ますか？
後輩（以下後） pHと HCO_3^- と pCO_2 です（☞2・3章）．
先 電解質は見ませんか？
後 アニオンギャップ（AG）を計算するために見ます．これは，代謝性アシドーシスの原因として，酸の産生や蓄積を見るために計算します（☞2章）．
先 そうですね．酸塩基平衡障害を見るときに，最初に Na^+，K^+，Cl^- を見ることはない？
後 ええ，あまり見ませんね，最初からは．
先 やっぱり．
後 先生は酸塩基平衡障害を見るとき，電解質を最初に見るのですか？
先 Na^+，Cl^- をかなり重視しますね．ところで，血液生化学検査で，Na^+，K^+，Cl^- は必ず入っていますが，酸塩基平衡障害を捜すつもりで，血清電解質を見ることは？
後 ありません．
先 そうですか．$Na^+ - Cl^-$ を計算（☞5・14・16章）することはありませんか？
後 そういえば，腎臓内科や代謝・内分泌内科の先生方は，よく計算しているようですね．
先 ですよね．とりあえず，pH，pCO_2，HCO_3^-，BE（☞7章）の組み合わせで酸塩基平衡障害を読むことは，まず必須です．さらに，電解質の異常から酸塩基平衡を見始めると新たな発見があり，かなり役立つと思います．Stewartアプローチ（☞3・5・14章）って聞いたことありますか？

- 後 聞いたことはあります，最近，なんか，ムズカシそうでした．
- 先 pH，pCO₂，HCO₃⁻ で読むのは，Henderson-Hasselbalch の方法で，100年以上の歴史に耐えた伝統的な方法です（☞4章）．電解質（Na^+，Cl^-）と HCO₃⁻ で読むのは，約40年前に提唱された Stewart アプローチでオリジナルは難しいイメージが強かったのですが，最近シンプルになって，注目を浴びつつあります（☞3・5・14章）．これからは，両方を採り入れて読む人たちが増えると思います．

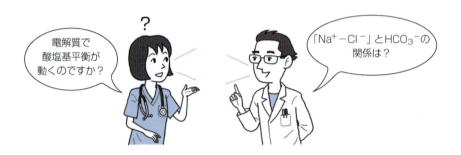

- 先 ところで，pH はどのように決まりますか？
- 後 $pH = 6.1 + \log(HCO_3^-/(0.03 \times pCO_2))$ の関係で，pH は，HCO₃⁻ と pCO₂ の比で決まります（☞4章）．
- 先 ということは，HCO₃⁻ か pCO₂ が変化すると pH が変わるといってよいのでしょうか？
- 後 まあ，そうです．
- 先 HCO₃⁻/pCO₂ の比の変化の原因が，分母（pCO₂）にある場合を呼吸性変化，分子（HCO₃⁻）にある場合を代謝性変化というのですね（☞7章）．例えば，pH が高くてかつ分子が大きければ代謝性アルカローシス．pH が低くてかつ分子が小さければ代謝性アシドーシスですね．
- 後 pH が高くてかつ分母が小さければ呼吸性アルカローシス，pH が低くてかつ分母が大きければ呼吸性アシドーシスですね（☞7章）．
- 先 つまり，HCO₃⁻ や pCO₂ に変化があると pH が変化します．とすると，HCO₃⁻ や pCO₂ の変化を起こす状態は，pH の変化をもたらすと考えられます．では，電解質濃度が変化したら，HCO₃⁻ や pCO₂ に変化があるでしょうか？
- 後 Na^+ や Cl^- が変化したら，HCO₃⁻ が連動して変化するか？…ですよね（**図 15-1**）．

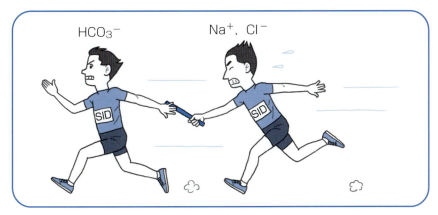

図 15-1　電解質変化のバトンを HCO_3^- が受け取る

- 先　Na^+ と Cl^- の値から HCO_3^- を正確に算出するための確定的な式はありません．しかしながら，電解質の変化が HCO_3^- にどのような変化をもたらすかは，すでに分かっています．
- 後　そうだったのですか！
- 先　ところで，強イオン差（SID）って知っていますか（☞ 5 章）？
- 後　基本的な質問ですみませんが，強イオンって何ですか？
- 先　ほとんど常に電離しているイオンを強イオンといいます．陽イオンでは，Na^+，K^+，Ca^{2+}，Mg^{2+} などです．陰イオンでは，Cl^-，強酸$^-$（乳酸，ケト酸など）です．強イオンはいつも電離していてフレキシブルではないのですが，弱イオンはくっついたり離れたりして，フレキシブルです（**図 15-2**）．
- 後　とすると強イオン差とは，強陽イオンと強陰イオンの差になりますね．
- 先　フレキシブルでない強陽イオンと強陰イオンの差を，フレキシブルな弱陰イオンで埋めているのです（☞ 図 5-10・11）．実は，強イオン差なるものが小さいと HCO_3^- は小さくなり，強イオン差が大きいと HCO_3^- は大きくなるという関係があるのです（☞ 5 章）．強陽イオンはほとんど Na^+ で，強陰イオンの大部分は Cl^- です．そこで，強酸が増えていない状態では，$Na^+ - Cl^-$ の差が大きいと HCO_3^- が大きく，$Na^+ - Cl^-$ の差が小さいと HCO_3^- が小さいという関係があるのです（☞ 5 章）．つまり，アシドーシスを起こすような病態がない場合，「$Na^+ - Cl^-$」が大きければ，「$Na^+ - Cl^-$」大 ➡ SID 大 ➡ HCO_3^- 大 ➡ pH ↑ となり，アルカローシスがあると分かるのです（図

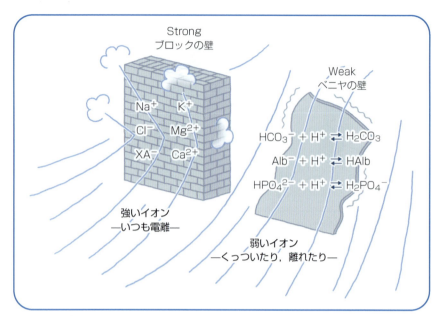

図 15-2 強いイオンと弱いイオン

15-3).
- 後 なるほど．電解質異常は酸塩基平衡障害の原因になるので，酸塩基平衡障害を読むときに，電解質を先に診る入り方もあって不思議ではないですね（**図 15-4**）．
- 先 電解質から入る場合は，原因に最初から切り込むというイメージです．高Cl性アシドーシス，低Cl性アルカローシス，希釈によるアシドーシス，濃縮によるアルカローシスなど（☞14章）を念頭に最初から読んでいくのです．
- 後 これらは，代謝性酸塩基平衡障害（☞11・13章）ですね．
- 先 そうです．強イオン差（SID）を用いて読むと，代謝性酸塩基平衡障害の原因が比較的簡単に判断できます．
- 後 比較的とは？
- 先 pH，pCO_2，HCO_3^- and/or BE，AG を用いた方法と比較してという意味です．特に Cl^- に異常のあるデータ（☞16章）では，強イオン差を用いて読むと速いです（☞14章，17章例3〜5）．

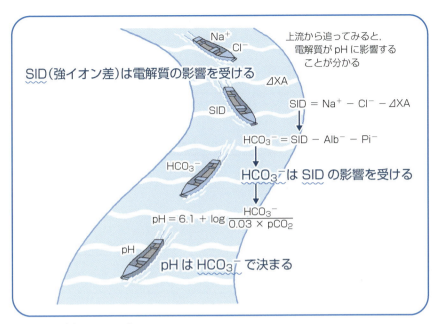

図15-3 川のイメージで

　pHの値はHCO$_3^-$/pCO$_2$の比で決まる．HCO$_3^-$＝SID－Alb$^-$－Pi$^-$という関係があるので，HCO$_3^-$は，SID（強イオン差）とイオン化したアルブミン（Alb$^-$），イオン化した無機リン（Pi$^-$：HPO$_4^{2-}$，NaHPO$_4^-$，H$_2$PO$_4^-$などの電荷の総和）で決まる．つまり，pHは，強イオン差やアルブミン濃度の影響を受けることになる．その強イオン差を決めるのはNa$^+$，Cl$^-$，酸増加（ΔXA）である．なお，ΔXAはSIDギャップと同義である．

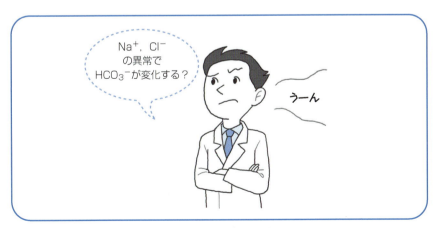

図15-4 電解質によるHCO$_3^-$の変化をお忘れなく

じゆうちょう

Clの問題

16

高Cl性アシドーシス，低Cl性アルカローシス

後輩（以下㉠） 13章でClイオン（Cl^-）はかわいそうと書いてありました．

先輩（以下㉠） あまり注目されていないのですよね（☞図13-3）．でも検査では，ナトカリクロルといってNa^+，K^+とセットで測定されています．

㉠ 活躍してほしいです（**図16-1**）．

㉠ $Na^+ - Cl^-$で結構役立っていますよ．

㉠ 本章でCl^-とHCO_3^-との関係を再確認したいです．

㉠ Cl^-チャネルやCl^-のトランスポーター（運び屋）が発見されてきて，Cl^-の調節機構が分かりつつあります．

㉠ ムズカシそう．

㉠ ゆっくり，図を見ながら読んでもらえば，スッキリすると思います（**図16-7**，**図16-8**）．分かると興味深くなるものです．

㉠ Na^+，Cl^-の基準値はどのようになっていますでしょうか？

㉠ 厳密には，各施設で基準値があるはずですが，一応，Na^+ 140 mEq/L，Cl^- 104 mEq/L，HCO_3^- 24 mEq/Lと覚えておけば，大きな間違いはないと思います．

㉠ $Na^+ - Cl^-$が$140 - 104 = 36$ mEq/Lということですね．

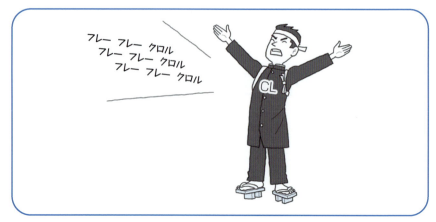

図 16-1　Cl 応援団

A　$Na^+ - Cl^-$ から考える

　「$Na^+ - Cl^-$ の値は約 36 である」という主旨のセンテンスは，医師国家試験の過去問にもあるので，現状ではそのように考えてよいのであろう（☞5 章 F）．強イオン差の概念が広まる前から，$Na^+ - Cl^-$ 自体は計算されていて，「酸の増加がないなら，$Na^+ - Cl^-$ の値が高いときはアルカローシスがある」という判断に使用されてきた．この判断は，後述するように，AG の計算式（$Na^+ - Cl^- - HCO_3^- = AG$）で説明でき，強イオン差を特に意識しているわけではない．

　一方，強イオン差の概念を用いると，$Na^+ - Cl^- - \varDelta XA = HCO_3^- + Alb^- + Pi^-$ ＝強イオン差（SID）である（☞図 5-10・11）．$\varDelta XA$ は酸の増加分である．正常では酸は増加していないため $\varDelta XA = 0$ とみなすので，$Na^+ - Cl^- ≒ HCO_3^- + Alb^- + Pi^- = SID$ となる（☞5 章）．つまり，酸が増加していない状況では $Na^+ - Cl^-$ の値で強イオン差が分かる．

1　$Na^+ - Cl^-$ の基準値は？

　Na^+，Cl^- は，血液生化学検査の内容としてセットで入っている．酸塩基平衡障害のスクリーニングとして，血清の「$Na^+ - Cl^-$ を計算する」ことは，簡単でかつ有用である．つまり，動脈血ガス分析をしなくても酸塩基平衡障害の存在に気づくことがある．基準値はいくつか？

$$Na^+ - Cl^- - HCO_3^- = AG$$

変形すると

$$Na^+ - Cl^- = AG + HCO_3^-$$

AG（☞2章）の基準値は12 mEq/L，HCO_3^- の基準値は24 mEq/L なので，$Na^+ - Cl^- = 36$ が基準値となる（目安ですが）（☞前述の会話の最後；なお，ハリソン内科学の原書19版では，AG の基準値は8〜10 mEq/L，原書18版では10〜12 mEq/L になっています）．

2 $Na^+ - Cl^-$ が低いとき

$Na^+ - Cl^-$ が低いときは，AG が低いか HCO_3^- が低いかである．一方，AG は高値が問題で，低いときの病的意義は限られている．伝統的には，$Na^+ - Cl^-$ が低いときは，HCO_3^- が低い場合が圧倒的に多い．つまり，$Na^+ - Cl^-$ が低ければ，HCO_3^- が低く，アシドーシスを起こす病態ではないかと推察できる．

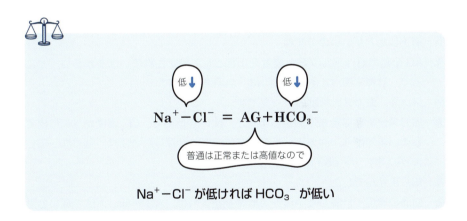

3 $Na^+ - Cl^-$ が高いとき

逆に $Na^+ - Cl^-$ が高いときは，①酸の増加によるアシドーシスがある（つまり AG が高いアシドーシス；☞17章例5）か，②アルカローシスがあるか（☞17章例3）である．言い換えると，酸が増加する病態や理由がないのに $Na^+ - Cl^-$ が高い場合は，アルカローシスがあると分かる．

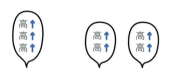

$$Na^+ - Cl^- = AG + HCO_3^-$$

4 AG が低い人が多いのですが？

(後) AG は高いのが問題であり，低いのは問題ではないと仰いましたが，AG が低い人が多いのですが．

(先) 実は，AG が低いときは低アルブミン血症を疑うのです．アルブミン（Alb）濃度はどうですか？

(後) ICU では低アルブミン血症の人は多いですね．低いです．2 g/dL 以下の人もいます．

(先) AG を Alb で補正（☞ 6 章 E）したら，基準範囲内になっているのでは？（☞ 17 章例 4）．

(後) 補正した方がいいのですね．

(先) AG の基準値はアルブミン濃度を正常として設定されていますからね．ところで，計算に使った Na^+，Cl^- は，血清濃度ですか？

(後) いいえ，血ガス分析器のデータです．

(先) 血ガス分析器は全血で測定しますが，Na^+ が低めで，Cl^- 濃度が高めに出てしまいますから，血ガス分析の電解質濃度で計算した AG は，低くなってしまうのです（☞ p69 のメモ，p210 のメモ）．

(後) 知りませんでした．

(先) 血清の濃度で計算した AG を Alb で補正すれば，AG が低い人は少ないと思います．もし本当に低い場合は，高リチウム血症や高ブロム血症，高グロブリン血症，多発性骨髄腫などまれな病態です．

(後) AG が低くなるのは，低アルブミン血症と測定機器の問題があるのですね．

(先) ですから，Na^+，Cl^- は血清または血漿を用いた血液生化学検査のデータを使った方がいいですね．

表 16-1　$Na^+ - Cl^-$ で HCO_3^- の変化を推定

Alb^- が	→	$Na^+ - Cl^-$ が	→	HCO_3^- は
正常で	→	上昇なら	→	上昇
正常で	→	低下なら	→	低下
低下で	→	正常または上昇なら	→	上昇

　酸の増加が予想されない病態なら，低アルブミン血症で $Na^+ - Cl^-$ が正常なら，HCO_3^- は上昇しているはずである——つまりアルカローシスと予測できる．例えば，Na^+ 142 mEq/L，Cl^- 106 mEq/L で，Alb が 2.0 g/dL なら HCO_3^- は上昇していると予想される．
　同様に $Na^+ - Cl^-$ が低下していて，Alb が正常または上昇していれば，HCO_3^- は低下していると予想される→アシドーシスの発生．
　酸の増加が予想されない病態なら，$Na^+ - Cl^-$ が上昇していて，Alb が正常または低下していれば，HCO_3^- は上昇しているはずである→アルカローシスの発生．

B　$Na^+ - Cl^-$ を強イオン差（SID）で考える

　正常では，つまり酸の増加がない場合，

$$Na^+ - Cl^- \fallingdotseq HCO_3^- + Alb^- + Pi^-$$

である（☞5章）．

　Na^+，Cl^-，Alb，Pi は血液生化学検査で得られるので，その値から HCO_3^- の異常を発見できる場合がある——ただし，酸の増加が想定できない病態の場合です．例えば，$Na^+ - Cl^-$ と Alb が**表 16-1**のような組み合わせなら，HCO_3^- の変化を推測できる．
　例えば，Na^+ 150 mEq/L，Cl^- 100 mEq/L で Alb が正常（4.0 g/dL）なら，HCO_3^- は上昇していると予想できる．Na^+ と Cl^- は常に測定する値なので，$Na^+ - Cl^-$ を計算することは，簡単に酸塩基障害に気づくきっかけとなりうる．

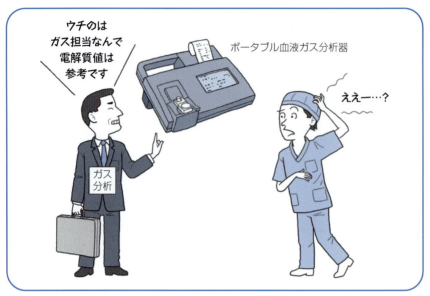

図 16-2 ウチのはガス担当なんで……

> **メモ** 血ガス分析器を用いた AG の値に注意

Henderson-Hasselbalch の式と AG（アニオンギャップ）を用いた酸塩基平衡の読みかたでは，伝統的に血清で測定した電解質濃度を用いて計算している．一方，最近の血ガス分析器には，電解質や乳酸，血糖測定も付いている．実は，中央検査室での機械を用いた値（血清）と血ガス分析器（全血）を用いた値を比べると，血ガス分析器での測定値が Na^+ で低く，Cl^- で高く出ている．結果として，血ガス分析器で測定した値を用いた AG は，低めに出る．しかし乳酸も同時測定しているため，AG が低くても乳酸値が高ければ，乳酸に基づいて診断・治療を進める．そのため，多くの中堅医師は，AG をあまり気にしていないようである．しかし，AG を用いて補正 HCO_3^- (☞ 11 章) を計算するときには，困る場面もあるのではないだろうか．さらに低アルブミン血症がある場合，補正 AG を用いて補正 HCO_3^- を計算するので（☞ p236 のメモ）ややこしさが増す．この点，最初から Alb を入れて考える Stewart アプローチを用いると，代謝性の酸塩基平衡障害の判断が比較的容易となる．

実習中の医学生や研修医（初期・後期）にとっては，現場での数値と本の数値が若干異なる現実に当惑している人もいるであろう．ある機械屋さんは言った――「血ガス分析器は，電解質測定を目的としておりません．血ガス分析器による電解質値は，あくまでオプションであり，参考にしていただき，正式な値は中央検査の値を使ってください」「エッ？」（図 16-2）．

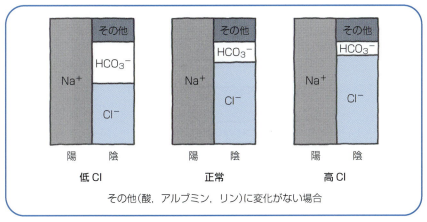

図 16-3 Cl^- の影響を受けて HCO_3^- が変化する
ただし,酸が一定の場合です.

C Cl^- と HCO_3^- の関係

1 強イオン差(SID)で考える

「Cl^- と HCO_3^- は相補的な関係にある」というか,Cl^- の影響を受けて HCO_3^- が変化する.総陽イオンと総陰イオンの電荷の総和は等しい.そこで,強陽イオンと強陰イオンの差を弱陰イオンで埋めることになる(☞図5-7).つまり,強イオン差(SID)を弱陰イオンで埋める.このとき変化する弱陰イオンは,どこにでもある CO_2 と H_2O を材料とした,$CO_2 + H_2O \Leftrightarrow H_2CO_3 \Leftrightarrow H^+ + HCO_3^-$ というフレキシブルな HCO_3^- である.Cl^- 自体は100%電離しているので,形を変えることができない.つまり,Cl^- が増えると HCO_3^- が減り,Cl^- が減ると HCO_3^- が増える(**図 16-3**).イメージ的に言い換えると,Cl^- は強い陰イオンであり,HCO_3^- は弱い陰イオンであり,弱い者は強い者に巻かれるのである(☞図5-5).

2 AG 正常と Cl^-

$AG = Na^+ - Cl^- - HCO_3^-$ である.AG が正常な代謝性アシドーシス(HCO_3^- 低下によるアシドーシス)で,Cl^- と HCO_3^- の関係を考えてみたい.この場合,

Na^+ が正常で変化がないなら，$Cl^- + HCO_3^-$ は一定の値となるはずである．

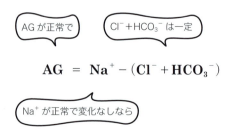

*この式のメッセージ　➡ この条件（AG が正常，つまり酸の増加がない）で Cl^- が下がっていれば，HCO_3^- が上がっている．逆に，Cl^- が上がっていれば，HCO_3^- が下がっている．

代謝性アシドーシス ─┬─ Gap アシドーシス ……… AG が上昇しているアシドーシス
　　　　　　　　　　└─ non-Gap アシドーシス… AG が上昇していないアシドーシス
　　　　　　　　　　　　　　　　　　　　　　　　（高 Cl 性アシドーシス）

高 Cl 性アシドーシスは non-Gap アシドーシスであり，もし AG を計算したとしたら，上昇していないアシドーシスである．ただ通常の AG の計算には Alb は入っていない，というか Alb は正常として計算している．

3 SID の異常と Cl^-

強イオン差（SID）は $Na^+ - Cl^- - \Delta XA$ であるが（☞図 5-10・11），ΔXA は実測できないので，SID の値は $HCO_3^- + Alb^- + Pi^-$ で逆算する（☞5 章）．もし，酸が増加していなければ，SID は $Na^+ - Cl^-$ の値を採用できる．

SID の値そのものは，$HCO_3^- + Alb^- + Pi^-$ で求めることができる．一方，もともとの SID は，Na^+（強陽イオン），Cl^-（強陰イオン），ΔXA（酸増加，強陰イオン）で決まる（SID = $Na^+ - Cl^- - \Delta XA$）．そこで $HCO_3^- + Alb^- + Pi^-$ で算出した SID 値の増減と Na^+，Cl^-，ΔXA の組み合わせで，Na^+，Cl^-，ΔXA が原因の酸塩基平衡障害を診断する．例えば，SID と Cl^- の組み合わせで Cl^- が原因のアシドーシスとアルカローシスを発見できる（☞表 14-1）．

	SID	Cl⁻
高Cl性アシドーシス	↓	↑
低Cl性アルカローシス	↑	↓

ただし，高Cl性アシドーシスではCl⁻の絶対値が必ず高いかというと，そうでもない場合がある．この場合は，相対的に高Clである．つまり希釈されていて，絶対値としては高くない場合がある．Na⁺が基準範囲を超えている場合，希釈・濃縮があると考え，Cl⁻の高低は，補正Cl⁻で判断する（☞ 17章例4）．Na⁺基準値は，施設によって異なるので，自施設の基準値を用いてほしい．

$$補正\,Cl^- = Cl^- \times \frac{Na^+\,基準値}{Na^+\,測定値}$$

例えば，Na⁺ 130 mEq/L，Cl⁻ 104 mEq/L ならCl⁻は基準値であるが低Na⁺（基準範囲の下限より低い）なので，Na⁺の基準値を 140 mEq/L としてCl⁻を補正すると，補正Cl⁻ ＝ 104×140／130 ＝ 112 mEq/L となり，Cl⁻値は高いと判断する．つまり，このデータは低Naと高Clが合併していると判断する．

4 低Cl，高Clの原因

低Cl血症は，血中のCl⁻濃度が低下した状態であるが，①体外に排泄・喪失して低下する場合と，②細胞内に移動した結果，低下する場合がある．②は心肺停止の蘇生後に多く，細胞内で産生された乳酸イオンが細胞外に出るとき，細胞外のCl⁻が細胞内に移動するために発生する（☞ p241）．高度の乳酸アシドーシスと低Cl血症が同時発生した低Cl性Gapアシドーシスとなる．体外に失う例として，胃から，腎から，腸から失う例を想起するとよい．胃からは，嘔吐による胃液排出で失う（下記の症例）．腎からは，利尿薬，高CO_2血症，低K血症，

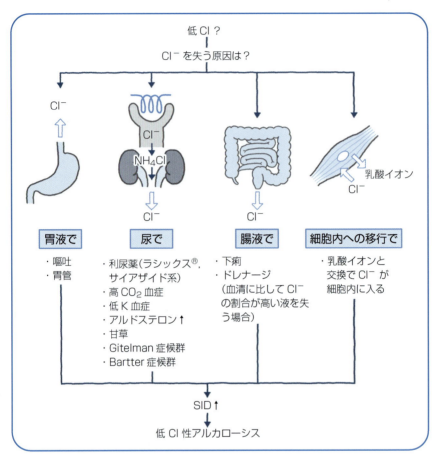

図 16-4　低 Cl 血症の原因

アルドステロン上昇（すべて☞ 13 章），甘草を多く含む漢方薬の長期連用（定期的に血液検査で K^+ チェックが必要）で失う．腸からは，下痢やドレナージで失う（図 16-4；☞ 11 章）．

　高 Cl 血症は，Cl^- を多く輸液（生理食塩液）した場合（図 16-5；☞ p61 のメモ，図 11-11）や尿への排泄低下で発生する．尿への排泄低下は，腎尿細管性アシドーシス（☞図 11-6），炭酸脱水素酵素（CA）阻害薬（アセタゾラミド；☞図 11-13），低 CO_2 血症（過換気）で発生する（図 16-5）．

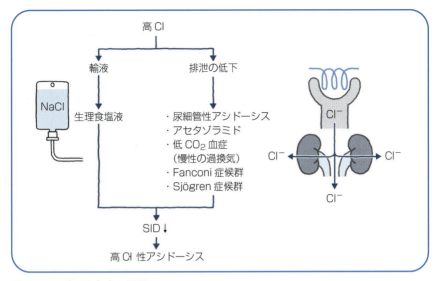

図 16-5 高 Cl 血症の原因

| 例 1 | 低 Cl 性アルカローシスの例 |

pH	7.48
pCO$_2$	50 mmHg
pO$_2$	90 mmHg
HCO$_3^-$	36 mEq/L
BE	11.8 mEq/L
Na$^+$	140 mEq/L
K$^+$	4.0 mEq/L
Cl$^-$	90 mEq/L
Alb	4.0 g/dL
Pi	3.0 mg/dL

①データから計算する指標

- HCO$_3^-$ + Alb$^-$ + Pi$^-$ による SID（☞ 5 章）= 36 + 2.8 × 4.0 + 0.6 × 3.0 = 36 + 11.2 + 1.8 = 49 mEq/L　→SID 高い（☞ 3・5 章）
- Na$^+$ 140 mEq/L　→正常（基準範囲 135〜145 mEq/L）

C. Cl$^-$ と HCO$_3^-$ の関係

- Cl^- 90 mEq/L　➡低い（基準値 100～108 mEq/L）
- $Na^+ - Cl^-$ による SID（☞5章）＝140－90＝50 mEq/L
- SID ギャップ（☞11章C）＝50－49＝1 mEq/L で SID ギャップなし
  ➡酸の増加なし（☞11章C，14章）
- HCO_3^- に対する予測 pCO_2（☞図10-3）＝36＋15＝51 mmHg．実測値（50 mmHg）は予測値と差なし．

SID が高く，Cl^- が低いので低 Cl によるアルカローシスあり（☞表14-1）．pCO_2 の実測値が予測値と等しいので，呼吸性代償といえる．

②結論

低 Cl 性アルカローシスを呼吸性に代償しているが，pH は正常化していない状態．

③患者のイメージ

嘔吐による Cl^- 喪失．

この患者の場合，血液生化学検査で得られた Na^+ と Cl^- で $Na^+ - Cl^-$ を計算すると 50 mEq/L と高いので，アルカローシスの疑いを持つことができる．

例2	高 Cl 性アシドーシスの例

pH	7.34
pCO_2	35 mmHg
pO_2	92 mmHg
HCO_3^-	18 mEq/L
BE	－6.6 mEq/L
Na^+	140 mEq/L
K^+	5.5 mEq/L
Cl^-	111 mEq/L
Alb	3.2 g/dL
Pi	5.5 mg/dL

①データから計算する指標

- $HCO_3^- + Alb^- + Pi^-$ による SID（☞5章）＝18＋2.8×3.2＋0.6×5.5＝30.26 mEq/L　➡低い
- Na^+ 140 mEq/L　➡正常
- Cl^- 111 mEq/L　➡高い
- $Na^+ - Cl^-$ による SID＝140－111＝29 mEq/L　➡低い

- SIDギャップ＝29－30.26＝－1.26 mEq/L　➡±2の範囲なのでSIDギャップなし　➡酸の増加なし（AG＝140－111－18＝11 mEq/L　➡正常と合致する）
- HCO_3^-に対する予測pCO_2＝18＋15＝33 mmHg　➡実測値は予測値と差なし（差は2を超えていないので）

SIDが低く，Cl^-が高いので高Clによるアシドーシスあり（☞表14-1）．pCO_2の予測値は実測値と差がないので，呼吸性に代償しているが，pHは正常化していない状態．AGは上昇していないのでnon-Gapアシドーシスともいえる．

②結論

高Cl性アシドーシスを呼吸性に代償しているが，pHは正常化していない状態．

③患者のイメージ

糖尿病患者で腎症あり（例えば，HbA1c 7.2%，BUN 58 mg/dL，Cre 5.1 mg/dL）．尿毒症性酸はまだ増加していないが，高Cl性アシドーシスの状態であり尿細管障害が疑われる――みたいな患者．

この患者の場合，通常の血液生化学検査で得られたNa^+とCl^-で$Na^+－Cl^-$を計算すると29 mEq/Lと明らかに低い（つまり，強イオン差が低い）ので，簡単にアシドーシスの疑いを持つことができる．

5 血清Cl^-値と腎でのH^+排泄とHCO_3^-産生との関係

pHの数値を規定しているのは，pCO_2とHCO_3^-の比である．腎でのHCO_3^-の再吸収（☞図11-5）や産生（☞図11-6）が抑制されるとHCO_3^-が低下し，アシドーシスとなる（例：腎尿細管性アシドーシスⅠ・Ⅱ型（☞11章），CA阻害薬の使用（☞図11-13）．CA阻害薬は利尿薬や緑内障における眼圧降下薬として使用されている）．HCO_3^-が産生されるときには，H^+の同時産生があり，このH^+は尿細管腔に分泌される．分泌されたH^+はHCO_3^-の再吸収に使われるか，尿に排泄される．したがって，「腎でのH^+排泄」は「腎でのHCO_3^-産生」を伴う．

再吸収されたHCO_3^-や産生されたHCO_3^-が尿細管細胞から出て血中（正確には細胞間液）に入るとき，Cl^-と交換され（**図16-7 ❺**），結果として血中のCl^-が減少し，尿細管細胞内への血中からのCl^-の移行は増える（**図16-6**）．

一方，尿細管細胞から尿細管腔に分泌されたH^+はNH_4Clとなって（☞図11-6），尿へのCl^-排泄が増加するので，血中Cl^-は低下する．つまり，「腎でのH^+排泄」＝「腎でのHCO_3^-産生」が増える場合，血中Cl^-が低下する➡低Cl

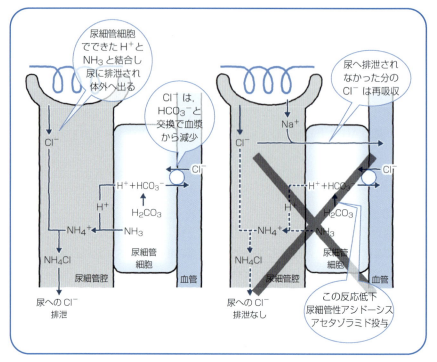

図 16-6　尿細管での Cl^- と HCO_3^- の交換

性アルカローシスの発生．逆に「腎での H^+ 排泄」＝「腎での HCO_3^- 産生」が減る場合，血中 Cl^- が上昇し，高 Cl 性アシドーシスとなる（☞図11-13）．

6　臨床的な覚え方

　non-Gap アシドーシス・高 Cl 性アシドーシスについて様々な「表現」がありますが，すべてほぼ同じことを言っています．ただ，non-Gap アシドーシスは，希釈（低 Na 血症で判断）によるアシドーシスと高 Cl 性アシドーシスの双方がありうるので，non-Gap アシドーシスのすべてが高 Cl 性アシドーシスというわけではありません．

「non-Gap アシドーシスとは，HCO_3^- がまず減少するアシドーシス．HCO_3^- の減少を Cl^- が補う」
「HCO_3^- の低下を補うために，Cl^- が増加し，他の陰イオンは変化しない」

「HCO$_3^-$ の不足を Cl$^-$ が補うため，AG は変化しない」
「HCO$_3^-$ が低下するが，代償的に Cl$^-$ が上昇」
「non-Gap アシドーシスは，HCO$_3^-$ が低下しても Cl$^-$ がそれを補って増加し，HCO$_3^-$ と Cl$^-$ の電荷の合計が変わらず，AG が基準値を示すアシドーシス」
「non-Gap アシドーシスとは，HCO$_3^-$ と Cl$^-$ 以外のイオンが正常なアシドーシス」
「HCO$_3^-$ の産生低下」
「HCO$_3^-$ の排泄増加．下痢」
「HCO$_3^-$ の再吸収低下」
「AG 正常のアシドーシスで，non-Gap アシドーシス」

共通の内容は，「HCO$_3^-$ と Cl$^-$ が補い合っているように見える」です（図 16-3）．では，具体的に，どのような仕組みになっているのでしょうか．次に，腎における HCO$_3^-$ と Cl$^-$ の関係をもう少し見ていきます．

HCO$_3^-$ は Cl$^-$ の影響を受ける

7 Cl$^-$ の輸送

Cl$^-$ を通す穴——Cl$^-$ チャネル——や輸送体（トランスポーター：☞ p221 のメモ）の構造やアミノ酸配列が分かってきたのは，Na$^+$ チャネルや Ca^{2+} チャネルに比べると比較的新しい．腎糸球体で濾過された Cl$^-$ は，99％以上再吸収されている（基本的に尿細管腔から尿細管細胞内に再吸収されていて，正常では細胞内から尿細管腔への分泌は，ほぼない（明らかにあれば病気）．血液から尿細管細胞内に入った Cl$^-$ は，別のチャネルや輸送体で血液に戻る（図 16-7 ❹❻）(Seifter JL: N Engl J Med 371: 1821-1831, 2014)（表 16-2）．

こうした輸送体やチャネルの異常が原因である病気が分かってきた．Gitelman 症候群は低 Cl・低 K を伴う代謝性アルカローシスを呈するが，遠位尿細管での Na$^+$/K$^+$/2Cl$^-$ 共輸送体の機能低下で発生する．Bartter 症候群はアルドステロン高値で，低 Cl・低 K を伴う代謝性アルカローシスが特徴で，高血圧を伴わない疾患として医師国家試験にもよく出るが，ヘンレ係蹄上行脚での Na$^+$/Cl$^-$ 共輸

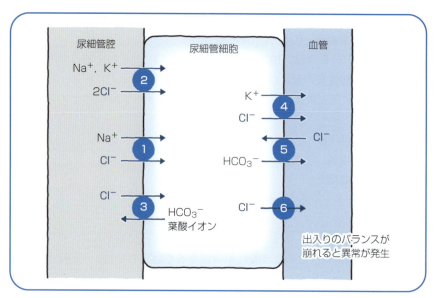

図 16-7 Cl⁻ の移動

表 16-2 Cl⁻ の移動手段：輸送体とチャネル

Cl⁻ の移動	担当	移動先
NaCl として再吸収	共輸送体	管腔→細胞内①
Na⁺/K⁺/2Cl⁻ として再吸収	共輸送体	管腔→細胞内②
Cl⁻ と HCO₃⁻ や葉酸などの陰イオンの交換	逆輸送体	管腔→細胞内③
KCl として細胞外へ	共輸送体	細胞内→血液④
HCO₃⁻ と Cl⁻ の交換	逆輸送体	血液→細胞内⑤
Cl⁻ チャネル（Cl⁻ の流れ）	Cl⁻ チャネル	細胞内→血液⑥

送体（図 16-7 ❶）の機能低下が原因であることが分かってきた．これらの代謝性アルカローシスは，尿への Cl⁻ 排泄増加（＝再吸収低下）により，血液の強イオン差が増加するためと考えると理解しやすい．

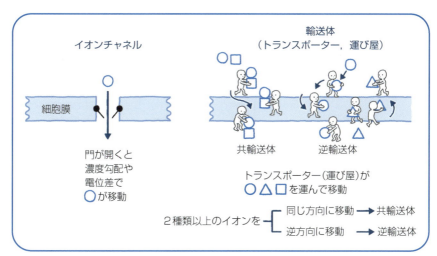

図 16-8　イオンチャネルと輸送体

> **メモ　イオンチャネルと輸送体（トランスポーター：図 16-8）**
>
> 　イオンチャネルはイオンを濃度勾配や電位差で通過させる穴で，開くとイオンが自分で細胞膜を通過して移動する．輸送体は transporter（トランスポーター）の訳であるが，イメージとしては運び屋（川で例えるなら渡し船）である．イオンチャネルは門で，開くとイオンが細胞内外の濃度勾配や電位差でイオン自身で移動するというイメージである．一方，輸送体は膜に存在していて，イオンを乗せるか持って膜を横切って運ぶ（川を渡し船で渡る）イメージである．共輸送体は2種以上のイオンを同じ方向に運び，逆輸送体は反対方向に運ぶ．

8　HCO_3^- が高 Cl 血症で低下し，低 Cl 血症で上昇するわけ

a．生理学的説明

　Na^+ はその一部が Cl^- とペアで NaCl として再吸収される（**図 16-9**，**図 16-10**）．上流で NaCl として再吸収されなかった Na^+ は，下流で H^+ と交換で再吸収される．この Na^+ と交換される H^+ は，尿細管細胞で CO_2 と H_2O からできた H^+ である．

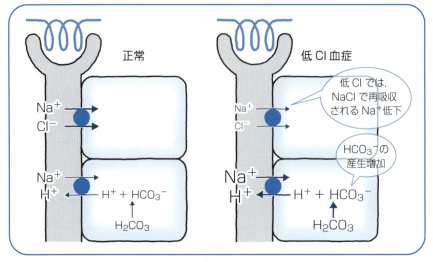

図16-9 低Cl血症→HCO_3^-上昇

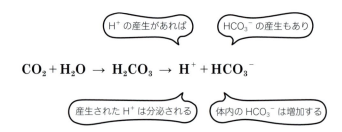

できたH^+は尿細管腔内に分泌され，産生されたHCO_3^-は血中に入り体内のHCO_3^-は増加する（☞図11-13左）．

低Cl血症では，上流でNaClとして再吸収されるNa^+が減るため，下流でH^+と交換して再吸収されるNa^+量が増加する（**図16-9右**）．つまり，Na^+とH^+の交換が増加するので，H^+の産生が増加し，同時にHCO_3^-の産生が増加する．

高Cl血症におけるHCO_3^-の動きは，低Cl血症の逆である．高Cl血症では，糸球体で濾過されるCl^-が多いので，上流でNaClとして再吸収されるNa^+が増えるため，下流でH^+と交換して再吸収されるNa^+量が低下する（**図16-10右**）．つまり，Na^+とH^+の交換が低下するので，H^+の産生が低下し，同時にHCO_3^-の産生も低下する．

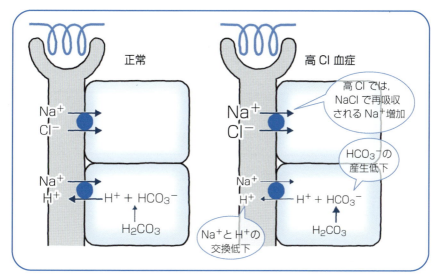

図 16-10　高 Cl 血症➡HCO$_3^-$ 低下

b. 強イオン差による説明（☞ p211）

$$低 Cl \rightarrow SID \uparrow \rightarrow HCO_3^- \uparrow$$
$$高 Cl \rightarrow SID \downarrow \rightarrow HCO_3^- \downarrow$$

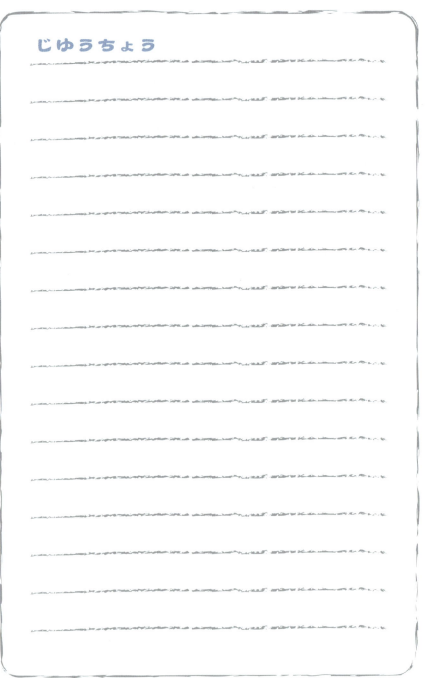

混合性障害を疑うとき 17

pH 正常にご注意を！

後輩（以下後）　混合性障害とは，複数の酸塩基平衡障害が同時発生した病態でしたね．

先輩（以下先）　混合性障害の場合，血液の pH はアシデミア，アルカレミア，正常のいずれもありうるのですね．

後　pH が異常な場合（つまりアシデミアかアルカレミアの場合）は，とりあえず単純性障害の 1 つが候補となり，それに対する代償が予測値の範囲を超えていたら，別の障害も同時発生している混合性障害と分かります（☞ 10 章）．

先　単純ではないのですね．ややこしいのは，pH 正常のときです．初心者だと，pH が正常だと異常なしと，早合点してしまいそうですよね．

後　そうなのですよ．

先　pH が正常なときは，単純性障害に対する代償で pH が正常化（図 17-3；☞ 7 章）している場合と，混合性障害で相反する障害（アシドーシスとアルカローシス）が同時発生して pH が正常化（図 17-3）している場合があるのです（図 17-1）．

後　見分けかたを教えてください．

先　❶単純性障害の場合，代償で予測される値と実測値は近い値ですが（☞ 本章例 1），❷混合性障害では，実測値が代償の予測値から外れています．

後　混合性障害はどんな組み合わせでしょうか？

先　混合性障害で相反する組み合わせとして，①呼吸性アシドーシスと代謝性アルカローシス，②呼吸性アルカローシスと代謝性アシドーシス，③代謝性ア

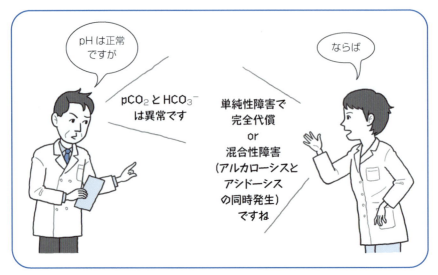

図 17-1　pH は正常なのですけど…pCO₂ と HCO₃⁻ は異常です

シドーシスと代謝性アルカローシス——が考えられます．相反するとは「アシドーシスとアルカローシスが…」です．
- 後　アシドーシスとアルカローシスが同時発生しているのですね．
- 先　前 2 つ（①②）は呼吸性と代謝性の障害が組み合わさっていますが，3 つめ（③）は，代謝性の障害のみの組み合わせです．
- 後　簡単な見極め方はありますか？
- 先　単純性障害，混合性障害のいずれにしても，とにかく呼吸性障害がある場合，pCO₂ の実測値と，HCO₃⁻ に 15 を足した値（HCO₃⁻ ＋15）との差が 2 を超える（大きい場合と小さい場合あり）ことが多いです（☞本章例 2・3・5〜7，10 章）．
- 後　代謝性障害の場合はどのようにしたらよいでしょうか．
- 先　pH が正常でもアニオンギャップ（AG）や強イオン差（SID）が基準値の範囲を超えていれば，代謝性障害がありますので，これらの計算を突破口にして進めます（☞本章例 3〜5）．
- 後　電解質が必要ですね！
- 先　そうなのですよ．

A 混合性障害のパターン

　それでは，2種類の酸塩基障害の同時発生のパターンを考えてみたい．一見，複雑そうに見えるが，4種類から2つを選ぶ組み合わせである．

　代謝性アシドーシス，代謝性アルカローシス，呼吸性アシドーシス，呼吸性アルカローシスから2つが同時発生としたら，組み合わせとしては以下の6種類がありうる．各障害の判断は，まずは，pH，pCO_2，HCO_3^-，BEで判断するが，代謝性アシドーシスについては，AG（$Na^+ - Cl^- - HCO_3^-$：☞2章）や補正AG［AG＋2.5×（Alb基準値－Alb測定値）：☞6章］で判断できる．さらに，代謝性アシドーシス，代謝性アルカローシスについては，Na^+，Cl^-，HCO_3^-，イオン化したアルブミン（Alb^-(mEq/L)：0.28×Alb(g/dL)），無機リンを含むリン酸イオン（Pi^-(mEq/L)：0.6×Pi(mg/dL)もしくは1.8×Pi(mmol/L)）を用いて計算した強イオン差で判断できる（☞表14-1，5・14章）ので併用する．

混合性障害（2種類の異常の場合）のパターン	pH
①代謝性アシドーシス＋代謝性アルカローシス	（アシデミア or 正常 or アルカレミア）
②代謝性アシドーシス＋呼吸性アルカローシス	（アシデミア or 正常 or アルカレミア）
③代謝性アルカローシス＋呼吸性アシドーシス	（アシデミア or 正常 or アルカレミア）
④代謝性アシドーシス＋呼吸性アシドーシス	（必ずアシデミア）
⑤代謝性アルカローシス＋呼吸性アルカローシス	（必ずアルカレミア）
⑥呼吸性アルカローシス＋呼吸性アシドーシス	（これはありません）

　さらに代謝性アシドーシスには，AG高値の代謝性アシドーシス（high anion gap metabolic acidosis，Gapアシドーシス）とAG正常の代謝性アシドーシス（non-anion gap metabolic acidosis，non-Gapアシドーシス）があり（☞11章），病態は明らかに異なるので，この同時発生も混合性障害といえる．

⑦ Gapアシドーシス＋non-Gapアシドーシス	（必ずアシデミア）

　仮に単純性障害として，実測値が代償の予測値の範囲内に入っていない場合，混合性障害と判断できるが，最も分かりやすい混合性障害は，④代謝性アシドーシスと呼吸性アシドーシスの同時発生（混合性アシドーシス），⑤代謝性アルカローシスと呼吸性アルカローシスの同時発生（混合性アルカローシス）である．

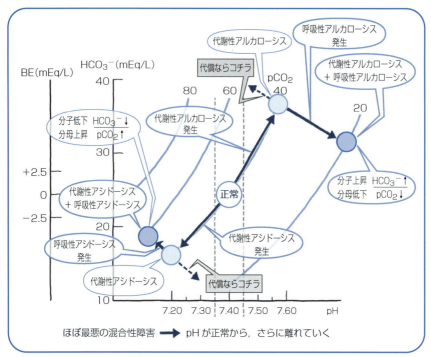

図 17-2 分かりやすい混合性障害（代謝性アシドーシス＋呼吸性アシドーシス，代謝性アルカローシス＋呼吸性アルカローシス）のグラフ解析
9章も参照してください．

代償どころか，悪いことが同時に発生してしまった状態である．この場合，pHは必ず異常である．例えば，混合性アシドーシスの場合，HCO_3^-/pCO_2の比が低くなっているが，分子のHCO_3^-が下がり，さらに（代償があるならpCO_2が下がらなければならないのに），逆にpCO_2が上がってしまった状態である．代償があるなら分母と分子の変化は同じ方向（分母・分子ともに低下）に向いてなければならない（☞図8-2）が，分母と分子の変化が逆方向（分母は上昇，分子は低下）になっている（図17-2）．

混合性アシドーシス　$\dfrac{HCO_3^- \downarrow}{pCO_2 \uparrow}$

混合性アルカローシス　$\dfrac{HCO_3^- \uparrow}{pCO_2 \downarrow}$

「pH正常！」で考えることは多い．pHが基準範囲のときは，①酸塩基平衡障害が存在しない（☞5章），②酸塩基平衡障害は存在するけれども代償で正常化している（☞図9-1），③2つの相反する酸塩基平衡障害（アシドーシスとアルカローシス：例えば代謝性アシドーシスと呼吸性アルカローシス）が同時発生して（☞11章），pHは正常化している（図17-3；☞図9-3）——場合がある．

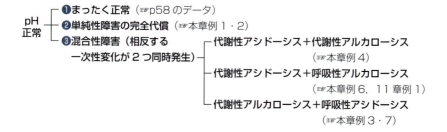

Henderson-Hasselbalch的にpCO₂とHCO₃⁻を見てみると（pHはpCO₂とHCO₃⁻の比で規定されているので），
pHが正常である場合，
❶では，pCO₂とHCO₃⁻がともに正常である．
❷・❸では，pCO₂とHCO₃⁻の双方が低下しているか，pCO₂とHCO₃⁻の双方が上昇している（電解質・アルブミンが正常なら）．

　pHが正常で，pCO₂とHCO₃⁻がともに正常で，電解質・アルブミンも正常であれば，まったく正常である．一方，動脈血ガス分析の値としては，pH，pCO₂，HCO₃⁻はすべて基準範囲内であるが，血清Na⁺，Cl⁻，Albが異常な場合は酸塩基平衡障害が隠れているので，注意を要する（☞本章例4，14章）．単純性障害の完全代償では，予測される代償の値に実測値が近い（☞本章例1・2）．代謝性障害の発見には，酸増加によるアシドーシスなら，AG上昇で発見できるかもしれない．一方，電解質やアルブミンの異常による代謝性障害（アシドーシ

A．混合性障害のパターン

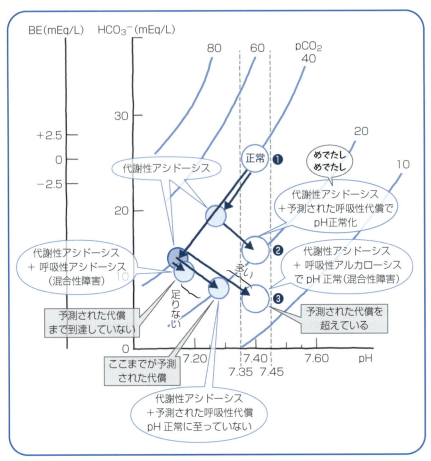

図 17-3　pH 正常の例：❶正常 or ❷代謝性アシドーシス＋呼吸性代償 or ❸代謝性アシドーシス＋呼吸性アルカローシス

ス・アルカローシス）については，強イオン差を用いて判断するとよい（☞5・14章）．もともと強イオン差で読む場合は最初に pH の判断を必要としないので，pH 正常の際に威力を発揮する．

学生（以下㊕）　pH，pCO_2，HCO_3^-，BE のすべてが正常でも異常ありなんて，本当にそのような症例があるのですか？

医師（以下㊩）　はい（☞本章例4，14章例1）．

㊕　例えば？

🔹 酸の蓄積によるアシドーシスと，嘔吐による Cl^- 低下からくるアルカローシスの同時発生とか（☞図 7-1）．

🔹 代謝性アシドーシスと代謝性アルカローシスの同時発生ですよね．

🔹 ところで，臨床での頻度としては，単純性障害の完全代償で pH が正常化している場合と混合性障害で pH が正常化している場合とでは，どちらが多い印象でしょうか？

🔹 混合性障害の方が多いという印象です．単純性障害の場合，最初の一次性変化の程度が大きいと，代償で pH を元に戻すことは難しくなります（**図 17-3**）．

例1	代謝性アシドーシスの呼吸性完全代償
pH	7.38
pCO_2	33 mmHg
pO_2	90 mmHg
HCO_3^-	19 mEq/L
BE	−5.4 mEq/L

① **pH の判断**：pH 基準範囲内

② **代謝性・呼吸性の判断**

　pCO_2 ↓ かつ HCO_3^- ↓ なので，単純性障害と仮定すると，代謝性アシドーシスの呼吸性完全代償 or 呼吸性アルカローシスの代謝性完全代償の可能性があるが（☞表 9-1），pH はアシデミアぎみ（☞図 1-5）なので，代謝性アシドーシスの呼吸性完全代償の可能性が高い（☞図 9-1，図 9-2）．

③ **代償の予測**（☞ 10 章，図 10-3，表 10-1）

　予測 $pCO_2 = HCO_3^- + 15 = 19 + 15 = 34$ mmHg で実測 pCO_2（33 mmHg）と差はないので，単純性障害で代謝性アシドーシスの呼吸性完全代償と分かる．

④ **人物のイメージ**

　運動直後で，乳酸上昇による代謝性アシドーシスを呼吸性に代償し pH が正常化している——みたいな人．

> **例2** 呼吸性アルカローシスの代謝性完全代償
>
> | | |
> |---|---|
> | pH | 7.44 |
> | pCO₂ | 30 mmHg |
> | pO₂ | 90 mmHg |
> | HCO₃⁻ | 20 mEq/L |
> | BE | − 3.8 mEq/L |

① pH の判断：pH 基準範囲内
② 代謝性・呼吸性の判断

　pCO₂↓かつ HCO₃⁻↓ なので，単純性障害と仮定すると，代謝性アシドーシスの呼吸性完全代償 or 呼吸性アルカローシスの代謝性完全代償の可能性があるが（☞表 9-1），pH はアルカレミアぎみなので，可能性として，呼吸性アルカローシスの代謝性完全代償の可能性が高い（☞図 9-1）．

③ 代償の予測

　仮に慢性とすると pCO₂ 1 mmHg の低下につき HCO₃⁻ は 0.4 mEq/L 低下するので（☞表 10-1），HCO₃⁻ は 0.4×(40−30)＝4 mEq/L 低下すると予想され，HCO₃⁻ の予測値は 24−4＝20 mEq/L．予測 HCO₃⁻ は実測 HCO₃⁻ 値（20 mEq/L）と一致するので，単純性障害で呼吸性アルカローシスの代謝性完全代償と分かる．

④ 患者のイメージ

　ICU などで人工呼吸中で，皆が気づかないうちに数日間過換気状態となり，呼吸性アルカローシスとなってしまったが，腎で代償して pH は基準範囲に入っている——みたいな患者．

B 混合性障害（アシドーシスとアルカローシスの同時発生）を読む

1 単純性障害の完全代償？ or 混合性障害？：見分けかた

　混合性障害で pH が正常化している場合，相反する障害（つまりアシドーシスとアルカローシス）の同時発生である．単純性障害に対する完全代償で pH が正常化している場合もあるので，pH が基準範囲内の場合，まず単純性か混合性かを判断しなければならない．

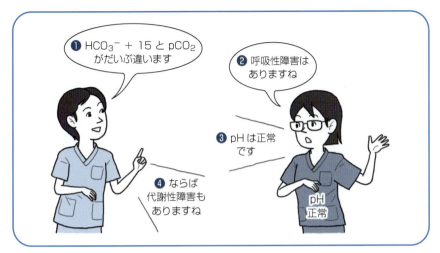

図 17-4　まずは呼吸性障害の発見

　一方，pH が異常な場合，何らかの酸塩基平衡障害の存在にすぐ気づくが，こちらも単純性としての代償の予測値と実測値が異なる場合は，混合性障害と判断できる（☞ 10 章）．

a. 呼吸性障害と代謝性障害の同時発生による混合性障害

　まず代謝性アシドーシスと呼吸性アルカローシスの同時発生（HCO_3^- ↓，pCO_2 ↓），または代謝性アルカローシスと呼吸性アシドーシスの同時発生（HCO_3^- ↑，pCO_2 ↑）を考えてみたい．こんなとき，どうするか？　いずれの場合も，pCO_2 予測値（HCO_3^- ＋15）を計算して，pCO_2 の実測値と比較する（15 を足す理由は☞ 10 章）．pCO_2 の実測値と予測値の差が±2 を超えている場合は，呼吸性障害の発生が分かるので，相反する一次性変化が同時発生した混合性障害と判断できる．つまり，予想される pCO_2 の代償の程度を超えているので，呼吸性の障害も同時発生して，結果として pH が正常化していると判断する．これで，呼吸性と代謝性の双方の障害が同時発生している混合性障害を発見できる（図 17-4）．

b. 代謝性の混合性障害

　一方，代謝性アシドーシスと代謝性アルカローシスの混合性障害では，代謝性障害の内で相反する障害が同時発生している．この場合は，① AG や乳酸値で代謝性アシドーシスを判断し，AG で HCO_3^- を補正した補正 HCO_3^-（☞ 11 章）を計算し，代謝性アルカローシスの同時発生を判断する．Gap アシドーシスと non-Gap アシドーシスの同時発生は，補正 HCO_3^- または②強イオン差（☞ 14

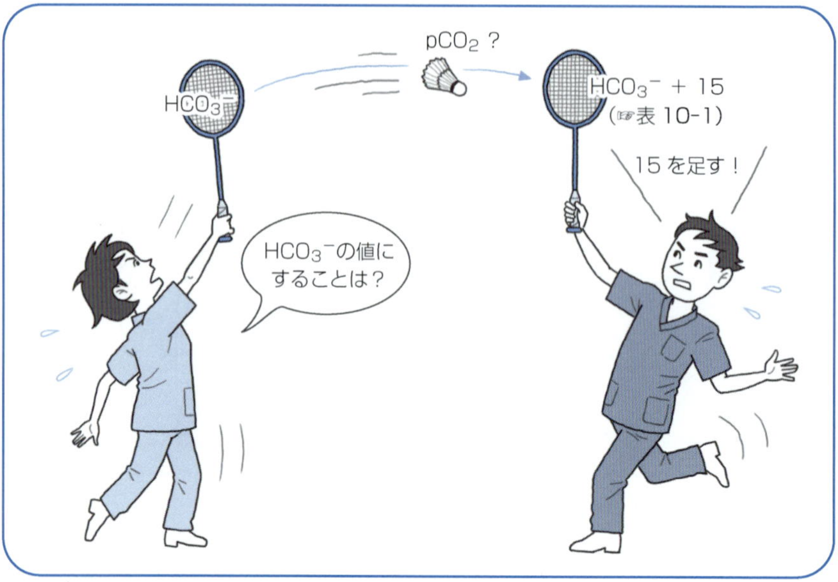

図 17-5　まずは呼吸性障害を発見！

章）を用いて判断する．

㊐ HCO$_3^-$＋15 って便利ですよね．この値と pCO$_2$ の値が違っていたら，呼吸性障害の存在が分かります（**図 17-5**；☞ 10 章）．

㊍ 単純性でも混合性でも，まずは呼吸性障害があることが分かりますね．

㊐ 次に，代謝性障害があるかを見極める必要があります．

㊍ 代謝性障害がなければ，単純な呼吸性障害という判断になります．

㊐ 代謝性障害があれば，呼吸性障害と代謝性障害の同時発生ですね．

㊍ その場合，呼吸性と代謝性の障害による混合性障害です．一方，代謝性のみの混合性障害もあります．

㊐ ……？

㊍ 代謝性アシドーシスと代謝性アルカローシスが同時発生した混合性障害，Gap アシドーシスと non-Gap アシドーシスの同時発生の場合がありますので，単純ではないのです（☞図 7-1）．

㊐ 初心者には，ムズカシそうです．

㊍ まあ，そうなのですけど，じきに慣れると思います．

㊐ やれば，できる――ですよね．

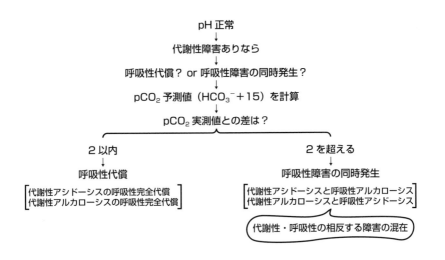

代謝性アシドーシスと呼吸性アルカローシスの同時発生では，pCO_2 実測値が予測値より低く，その差は2を超えている（☞本章例5・6，11章例1）。

代謝性アルカローシスと呼吸性アシドーシスの同時発生では，pCO_2 実測値が予測値より高く，その差は2を超えている（☞本章例3・7）。

前掲のチャートは「pH 正常」からスタートしているが，pH が異常でも，呼吸性障害を同時発生している混合性障害なら，pCO_2 実測値が $HCO_3^- + 15$ の値から2を超えてずれる。したがって，まず HCO_3^- に15を足した値と pCO_2 を比べることは，呼吸性障害の存在を疑う簡便な方法である（図17-4：☞10章図10-8）。代謝性障害がなく，HCO_3^- に15を足した値と pCO_2 実測値に差がある場合は，単純な呼吸性障害である。代謝性障害があり，かつ HCO_3^- に15を足した値と pCO_2 実測値に差がある場合は，代謝性障害と呼吸性障害の混合性障害である。

なお，代謝性アシドーシスと代謝性アルカローシスの同時発生で pH が正常化している混合性障害の場合は，$HCO_3^- + 15 = pCO_2$ となっている（☞本章例4）。この意味においては，あらゆる混合性障害を発見するのに $HCO_3^- + 15$ が万能とはいえないが，$HCO_3^- + 15 \neq pCO_2$ なら少なくとも呼吸性障害の存在が分かるので役立つ（☞図10-8）。

では，代謝性障害の存在を診断するには，どうしたら良いだろうか？ 繰り返しになるが，
① AG と補正 HCO_3^- を計算するか，②「$Na^+ - Cl^-$ による SID」と「$HCO_3^- + Alb^- + Pi^-$ による SID」を計算して判断する（☞11章）。低アルブミン血症があ

B. 混合性障害（アシドーシスとアルカローシスの同時発生）を読む

る場合，①では補正 AG を用いて補正 HCO_3^- を計算することになり，補正を 2 回繰り返すことになってしまう．②の方が Na^+，Cl^- の異常による障害を判定しやすく，かつ検出力が高いと思う．

> **メモ**　低アルブミン血症では強イオン差が便利
>
> 　代謝性のアシドーシスの場合，AG 高値，乳酸高値なら酸増加による代謝性アシドーシス（Gap アシドーシス）と判断する．次に補正 HCO_3^- を計算し，低値なら non-Gap アシドーシス，高値なら代謝性アルカローシスの同時発生と判断できる（つまり混合性障害）．低アルブミン血症のある場合，Alb で補正した補正 AG を計算し，高ければ酸増加による代謝性アシドーシス（Gap アシドーシス）と判断する．なお，低アルブミン血症のある場合，補正 HCO_3^-（☞ 11 章）は補正 AG（☞ 6 章）を用いて計算する（Berend K, et al: N Engl J Med 371: 1434-1445, Supplementary Appendix p3, 2014）が，補正を 2 回繰り返すことになるので（ややこしいですね），強イオン差を用いた判断（☞ 5・14 章）が手っ取り早いと思う．

2 動脈血ガス分析と血液生化学検査結果で判断した例

例3　呼吸性アシドーシス＋代謝性アルカローシス
　　　（呼吸性アシドーシス＋低 Cl 性アルカローシス）

pH	7.38
pCO_2	63 mmHg
pO_2	80 mmHg
HCO_3^-	36 mEq/L
BE	10.5 mEq/L
Na^+	129 mEq/L
K^+	3.0 mEq/L
Cl^-	82 mEq/L
Alb	4.0 g/dL
Pi	3.0 mg/dL

①データから計算する指標
- AG = $Na^+ - Cl^- - HCO_3^-$ = 129 − 82 − 36 = 11 mEq/L　→正常
- $Na^+ - Cl^-$ による SID = 129 − 82 = 47 mEq/L　→高い
- $HCO_3^- + Alb^- + Pi^-$ による SID = HCO_3^- + 2.8×Alb + 0.6×Pi = 36 + 2.8×4.0 + 0.6×3.0 = 49 mEq/L　→高い
- 低 Na 血症があるので Cl^- を補正する．補正 Cl^- = Cl^- ×(Na^+ 基準値／Na^+ 測定値) = 82×140／129 ≒ 89 mEq/L　→低い

② Henderson-Hasselbalch 門から

pH は基準範囲内であるが，pCO_2 と HCO_3^- の双方が増加しているので，3 つの可能性がある．
- 呼吸性アシドーシスの代謝性完全代償
- 代謝性アルカローシスの呼吸性完全代償
- 呼吸性アシドーシスと代謝性アルカローシスの同時発生

代謝性アルカローシスとして予測 pCO_2 を計算すると，HCO_3^- + 15 = 36 + 15 = 51 mmHg で，実測値 63 mmHg の方が高いので，呼吸性アシドーシスがあると判断できる．慢性呼吸性アシドーシスとして，HCO_3^- の予測値を計算すると，24 + (63 − 40)×0.4 = 33.2 mEq/L となり，実測値 36 mEq/L は予測値よりも大きいので，代謝性アルカローシスがあると判断できる．そこで，本例では代謝性アルカローシスと呼吸性アシドーシスの同時発生した混合性障害と分かる．

③ Stewart 門から
- $HCO_3^- + Alb^- + Pi^-$ による SID は 49 mEq/L で高い．SID は高く，Cl^- が低いので，「低 Cl 性アルカローシスあり」
- SID ギャップ（⊿XA）は 47 − 49 = − 2 mEq/L で増加していない（AG 正常と合致する）．「酸の増加はない」と判断できる（☞ 14 章）．
- 予測される pCO_2 は 51 mmHg であるが，実測値が 63 mmHg なので，「呼吸性アシドーシスもあり」

まとめると，低 Cl 性アルカローシスと呼吸性アシドーシスの合併と判断できる．

なお本例の場合，従来型の pH，pCO_2，HCO_3^-，BE の関係を見なくても，Stewart アプローチのみで診断できる．

④患者のイメージ

慢性閉塞性肺疾患（COPD）もしくは筋疾患患者で，普段から低換気による呼吸性アシドーシスで，もともと代謝性代償があったと予想されるが，さらに胃液の喪失や利尿薬の服用で低 Cl 血症となり，代謝性アルカローシスが同時発生した――みたいな患者（図 17-6）．

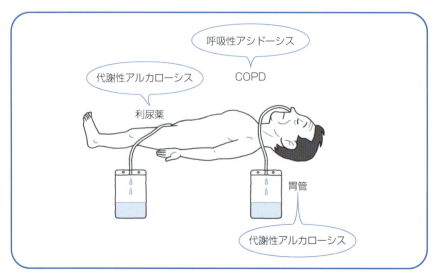

図 17-6　よくある混合性障害の例
呼吸性アシドーシス（pCO_2 ↑）＋代謝性アルカローシス（Cl^- ↓）

例 4	代謝性アシドーシス＋代謝性アルカローシス
	（希釈によるアシドーシス＋高 Cl によるアシドーシスと低アルブミンによるアルカローシス）

pH	7.40
pCO_2	39 mmHg
pO_2	90 mmHg
HCO_3^-	23 mEq/L
BE	－1 mEq/L
Na^+	125 mEq/L
K^+	5.2 mEq/L
Cl^-	98 mEq/L
Alb	1.5 g/dL
Pi	3.0 mg/dL

①データから計算する指標
- $AG = 125 - 98 - 23 = 4\ mEq/L$
- 低アルブミン血症があるので AG を補正する．補正 $AG = AG + 2.5 \times (Alb\ 基準値 - Alb\ 測定値) = 4 + 2.5 \times (4.0 - 1.5) = 10.25\ mEq/L$ ➡正常
- $Na^+ - Cl^-$ による $SID = 125 - 98 = 27\ mEq/L$ ➡低い
- $HCO_3^- + Alb^- + Pi^-$ による $SID = 23 + 2.8 \times 1.5 + 0.6 \times 3.0 = 29\ mEq/L$ ➡低い
- 低 Na 血症があるので，希釈ありと判断し Cl^- を補正する．補正 $Cl^- = 98 \times 140 / 125 ≒ 110\ mEq/L$ ➡高い

② Henderson-Hasselbalch 門から

pH，pCO_2，HCO_3^-，BE はすべて基準値の範囲内で一見正常なので，この結果からでは酸塩基平衡があるとはいえない．次に AG を計算すると $4\ mEq/L$ と低いが，アルブミンで補正した補正 AG は $10.25\ mEq/L$ で高くはないので，酸が増加したアシドーシスはないと判断できる．伝統的な Henderson-Hasselbalch の方法では，この辺で立ち止まってしまうことになる．Na^+ が低いということには気づくが，酸塩基平衡障害への影響との関係は特に検討せず，低 Na 血症の対策をとることになる．

③ Stewart 門から

ここで Stewart アプローチを用いると，$HCO_3^- + Alb^- + Pi^-$ による SID は 29 mEq/L で低い．$SID = Na^+ - Cl^- - \varDelta XA$ なので SID 低下の原因を Na^+，Cl^-，$\varDelta XA$ で考える．

- SID は低く，Na^+ は低いので，「希釈によるアシドーシスあり」（☞表 14-1）
- SID は低く，補正 Cl^- は高いので，「高 Cl 性アシドーシスもあり」
- SID ギャップ（$\varDelta XA$）は $27 - 29 = -2\ mEq/L$ で高くないので，「酸の増加はない」と判断できる（AG 正常と合致する）．
- 予測される pCO_2 は $HCO_3^- + 15 = 23 + 15 = 38\ mEq/L$ で実測値 39 とほぼ同じなので呼吸性障害はない．

まとめると，希釈によるアシドーシス＋高 Cl によるアシドーシスと低アルブミンによるアルカローシスの同時発生により，pH は正常化していると判断する．

なお本例の場合，Stewart アプローチを用いた方が診断しやすい．

④患者のイメージ

摂食不良で栄養障害に陥り低 Na 血症，低アルブミン血症になっている状態で，血圧低下に対して大量の生理食塩液を輸液した――みたいな患者（図 17-7）．

B．混合性障害（アシドーシスとアルカローシスの同時発生）を読む

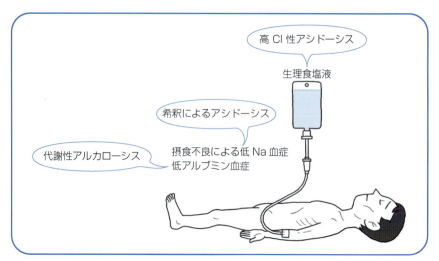

図 17-7　たまにある混合性障害の例
代謝性アシドーシス（希釈，高 Cl）＋代謝性アルカローシス（Alb ↓）

| 例5 | 代謝性アシドーシス＋代謝性アルカローシス＋呼吸性アルカローシス（酸増加によるアシドーシス＋希釈によるアシドーシス＋低アルブミンによるアルカローシス＋呼吸性アルカローシス） |

pH　　　　　7.45
pCO_2　　　　30 mmHg
pO_2　　　　 90 mmHg
HCO_3^-　　　20 mEq/L
BE　　　　 －3.3 mEq/L

Na^+　　　　131 mEq/L
K^+　　　　 4.2 mEq/L
Cl^-　　　　 85 mEq/L

Alb　　　　0.8 g/dL
Pi　　　　 5.0 mg/dL

①pH は基準範囲上限でアルカレミアぎみ，②pCO_2 が低いので呼吸性アルカローシス，③HCO_3^- は基準値より低く，その予測値は慢性と仮定して 24 －（40

$-30) \times 0.4 = 20$ で実測値と一致するので，呼吸性アルカローシスの代謝性代償と判断できるが，これは電解質，アルブミン濃度が正常な場合である．本例は，低アルブミン血症と低 Na，低 Cl があるので，これらを考慮した読みが必要である．

- $AG = 131 - 85 - 20 = 26$ mEq/L
- アルブミンで補正した補正 $AG = 26 + 2.5 \times (4.0 - 0.8) = 34$ mEq/L ➡かなり高い
- 補正 $HCO_3^- = 20 + (34 - 12) = 42$ mEq/L ➡高い
- $Na^+ - Cl^-$ による $SID = 131 - 85 = 46$ mEq/L ➡高い
- $HCO_3^- + Alb^- + Pi^-$ による $SID = 20 + 2.8 \times 0.8 + 0.6 \times 5.0 = 25$ mEq/L ➡低い
- SID ギャップ $(= \Delta XA) = 46 - 25 = 21$ mEq/L ➡酸の増加あり
- 補正 $Cl^- = 85 \times 140 / 131 \fallingdotseq 91$ mEq/L ➡低い
- 予測 $pCO_2 = 20 + 15 = 35$ mmHg ➡実測値 (30 mmHg) は予測値より低い

　本例では Alb で補正した AG を用いて補正 HCO_3^- を計算すると代謝性アルカローシスと判断されるが原因が分からない．補正 HCO_3^- は，酸増加による H^+ がすべて HCO_3^- で緩衝されるとの仮定で得られる値である．酸増加が多く，細胞内外で酸$^-$と Cl^- の交換が発生した状況では，補正 HCO_3^- の判断は難しい．

Stewart アプローチで考えてみる

- $HCO_3^- + Alb^- + Pi^-$ による SID が低く，Na^+ が低いので，「希釈によるアシドーシスあり」
- SID ギャップが 21 と +（プラス）の値で高いので，「酸の増加によるアシドーシスあり」（AG 高値と合致する）
- 補正 Cl^- は低いが $HCO_3^- + Alb^- + Pi^-$ による SID が高くないので，低 Cl によるアルカローシスがあるとはいえない（☞ p62〜63）．Cl^- が低下している理由は，細胞内で大量に産生された酸 XA^- が細胞外に出るとき，交換で Cl^- が細胞内に入ったからと考えられる．普通は，酸 XA^- と Cl^- の細胞内外での交換は起こらないが，酸が細胞内で大量に発生するとこの交換が起こり，低 Cl でかつ AG が上昇した代謝性アシドーシス（低 Cl 性 Gap アシドーシス）となる（☞ p213）．長時間の心肺停止後に蘇生が成功した場合は，高度の乳酸蓄積を認めるが，低 Cl 血症が同時発生するので，見ておいてほしい．
- アルブミンが低いので，「低アルブミンによるアルカローシスあり」
- pCO_2 の予測値は 35 mmHg であり，実測値の 30 mmHg は予測値より低いので，「呼吸性アルカローシス」があると判断できる．

　まとめると，希釈によるアシドーシス＋酸増加によるアシドーシス＋低アルブミンによるアルカローシス＋呼吸性アルカローシスが同時発生しているため，結果として pH 変化はシビアではないと判断できる．

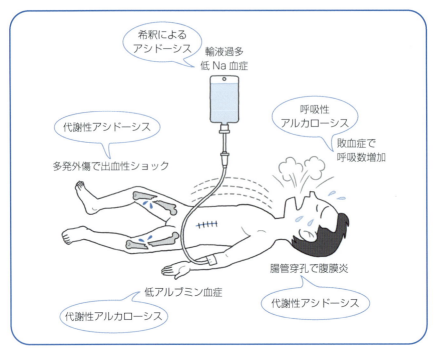

図 17-8　かなり複雑な混合性障害の例
代謝性アシドーシス［⊿XA（乳酸などの増加による）↑］＋代謝性アルカローシス（Alb↓）＋呼吸性アルカローシス（pCO_2↓）

患者のイメージ

外傷による出血多量でショックとなり，輸液のみで治療され，低アルブミン血症となった後に敗血症となり，過換気となった——みたいな患者（**図 17-8**）．

3 動脈血ガス分析結果のみで判断した例

例 6	代謝性アシドーシス＋呼吸性アルカローシス
pH	7.41
pCO_2	23 mmHg
pO_2	80 mmHg
HCO_3^-	14 mEq/L
BE	－9.5 mEq/L

① pH の判断：pH は正常
②代謝性・呼吸性の判断：pCO_2，HCO_3^- が双方とも低い．
可能性として，
- 呼吸性アルカローシスの代謝性完全代償
- 代謝性アシドーシスの呼吸性完全代償
- 代謝性アシドーシスと呼吸性アルカローシスの同時発生

が考えられる．

pCO_2 の予測値は HCO_3^- に 15 を足した値である．HCO_3^- が低いので，代謝性アシドーシスの呼吸性完全代償として予測 pCO_2 を計算すると $14+15=29$ mmHg である．実測値は予測値より 2 を超えて低く，完全代償の範囲を超えて低値であり（代謝性アシドーシスの呼吸性完全代償である可能性は低い），呼吸性アルカローシスがあると判断する．

呼吸性アルカローシスとしての代償性変化は HCO_3^- の低下である．その予測値は慢性と仮定したら $24-(40-23)\times 0.4=17.2$，急性と仮定したら $24-(40-23)\times 0.2=20.6$ であり（☞表10-1），実測値は予測値より低いので，代償というより，代謝性アシドーシスの同時発生が考えられる．

結論として，代謝性アシドーシスと呼吸性アルカローシスとの同時発生（混合性酸塩基障害）と判断できる．

血清電解質データと合わせて AG が高ければ AG 高値の代謝性アシドーシスがあると判断できるので，AG も計算する．$HCO_3^- + Alb^- + Pi^-$ による SID を計算すると代謝性障害の原因が簡単に分かるだろう（☞ 14 章）．

③患者のイメージ

大量出血でショックに陥り，血中乳酸値が上昇した後，人工呼吸で過換気になっている——みたいな患者（**図 17-9**）．

例7	代謝性アルカローシス＋呼吸性アシドーシス
pH	7.42
pCO_2	60 mmHg
pO_2	90 mmHg
HCO_3^-	38 mEq/L
BE	12.5 mEq/L

① pH の判断：pH は正常
②代謝性・呼吸性の判断：pH 正常で pCO_2，HCO_3^- 双方が上昇しているので，

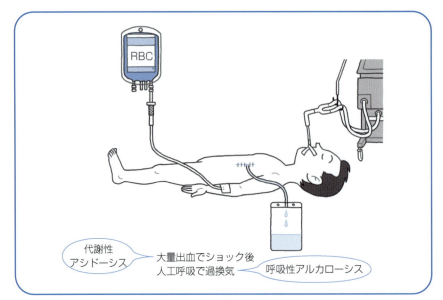

図 17-9 よくある混合性障害の例
代謝性アシドーシス［XA^-（乳酸など）↑, ΔXA ↑］+呼吸性アルカローシス（pCO_2 ↓）

- 呼吸性アシドーシスの代謝性完全代償
- 代謝性アルカローシスの呼吸性完全代償
- 呼吸性アシドーシスと代謝性アルカローシスの同時発生

が考えられる．

代謝性アルカローシスとして，予測 pCO_2 を計算すると，HCO_3^- + 15 = 38 + 15 = 53 mmHg．pCO_2 実測値（60 mmHg）は予測値（53 mmHg）より 2 を超えて高いので，予測された範囲外であり（代謝性アルカローシスの呼吸性完全代償の可能性は低い），呼吸性アシドーシスがあると判断できる．結果として，代謝性アルカローシスと呼吸性アシドーシスとの同時発生と判断できる．

③患者のイメージ

高血圧で利尿薬服用中に睡眠薬を大量に服用し，呼吸抑制が発生した――みたいな患者（**図 17-10**）．

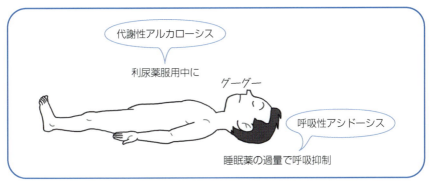

図 17-10 ありそうな混合性障害の例
代謝性アルカローシス（Cl^-↓）＋呼吸性アシドーシス（pCO_2↑）

| 例8 | 血ガス分析のみでは判断に迷う例 |

（呼吸性アシドーシスの代謝性完全代償？ 代謝性アルカローシスの呼吸性完全代償？ 呼吸性アシドーシス＋代謝性アルカローシス？ のいずれか？）

pH	7.41
pCO_2	46 mmHg
pO_2	80 mmHg
HCO_3^-	28 mEq/L
BE	+3.6 mEq/L

① pH の判断：pH は正常
② 代謝性・呼吸性の判断：pH は基準範囲内，pCO_2 は上昇，HCO_3^- も上昇しているので，

- 呼吸性アシドーシスの代謝性完全代償
- 代謝性アルカローシスの呼吸性完全代償
- 呼吸性アシドーシスと代謝性アルカローシスの同時発生

が考えられる．

呼吸性アシドーシスとして，代償による HCO_3^- の予測値を計算してみる．慢性と仮定して pCO_2 1 mmHg の上昇につき HCO_3^- は 0.4 mEq/L 上昇するので（☞表 10-1），HCO_3^- は $24+(46-40)\times 0.4=26.4$ が予測値となる．実測値（28 mEq/L）との差は 2 以内なので，呼吸性アシドーシスの代謝性完全代償の可能性はある．

代謝性アルカローシスとしてpCO_2の予測値を計算するため，HCO_3^-に15を足す（☞表10-1）．予測pCO_2は$HCO_3^- + 15 = 28 + 15 = 43$ mmHg．実測値（46 mmHg）は予測値（43 mmHg）より2を超えて高いので，呼吸性アシドーシスの同時発生と判断できる．人工呼吸中なら，人工呼吸器で換気を調節した結果pHが正常化している状態といえる．

結論として，呼吸性アシドーシスの代謝性完全代償と代謝性アルカローシスと呼吸性アシドーシスの同時発生の可能性があり，これだけのデータでは判断できない．

これだけのデータでは結論づけられないので，電解質や既往歴・現病歴を参考にして判断することになる．血清Na^+，Cl^-，AlbがあればSIDを計算でき，代謝性障害（アルカローシス，アシドーシス）の判断が可能となる．代謝性アシドーシスの場合は，AGが高ければ，代謝性アシドーシスがあると判断できる．

一方，前回の血ガス分析データがあれば，それをグラフ上にプロットし，現地点との関係を見ることができる（☞9章）．ベクトルの方向により，右から来たのか，左から来たのかが分かれば傾向が判断できる（☞図9-2）．

C　まとめ：pH正常のパターン

①まったく正常：酸塩基平衡障害が存在しない

pH，pCO_2，HCO_3^-，BE，Na^+，Cl^-，Alb（酸塩基平衡に関係あり；☞13章），Piがすべて基準範囲内なら，おそらくまったく正常と判断できる．通常，AGやBEの基準値は血清アルブミン濃度を正常と仮定して算出している．

②単純性酸塩基平衡障害とそれに対する完全代償（☞図9-3）

酸塩基平衡障害は存在するけれども，代償反応でpHは正常化している．一次性変化に対して二次性（代償性）変化が起こり，pHが基準範囲に達している．

一次性変化の程度が大きいときは，予想される期待通りの二次性変化が起こっても，pHは基準範囲に至らず部分的代償となる（☞図9-3，図17-3）

pHが正常化している場合のパターン：完全代償（☞8章）

	一次性	二次性
代謝性アシドーシス＋呼吸性完全代償	HCO_3^- ↓	pCO_2 ↓
呼吸性アシドーシス＋代謝性完全代償	pCO_2 ↑	HCO_3^- ↑
代謝性アルカローシス＋呼吸性完全代償	HCO_3^- ↑	pCO_2 ↑
呼吸性アルカローシス＋代謝性完全代償	pCO_2 ↓	HCO_3^- ↓

実測値は代償の予測値の範囲内

③混合性酸塩基平衡障害

2つ以上の相反する酸塩基平衡障害が同時発生して，pHは正常化している．

代謝性アシドーシス＋呼吸性アルカローシス	HCO_3^- ↓	pCO_2 ↓
呼吸性アシドーシス＋代謝性アルカローシス	pCO_2 ↑	HCO_3^- ↑
代謝性アシドーシス＋代謝性アルカローシス	pCO_2 正常	HCO_3^- 正常

実測値は代償の予測値の範囲外．どちらが先，ということはなく，別個の状態が同時発生している．

> **メモ　低下・上昇の基準**
>
> 低下・上昇の判断は，基準範囲を超えていたら，低下・上昇と判断するが，基準範囲内でも上限に近ければ高め（英語でいうと high normal），下限に近ければ低め（low normal）である．pH, pCO_2, HCO_3^- がすべて基準範囲内であるが，pCO_2, HCO_3^- のどちらか一方が高め（high normal），一方が低め（low normal）でpHは基準範囲内という場合もある．この場合，血清電解質，Albに異常がなければ，臨床的に問題となる酸塩基平衡障害はないといえる．

C. まとめ：pH正常のパターン

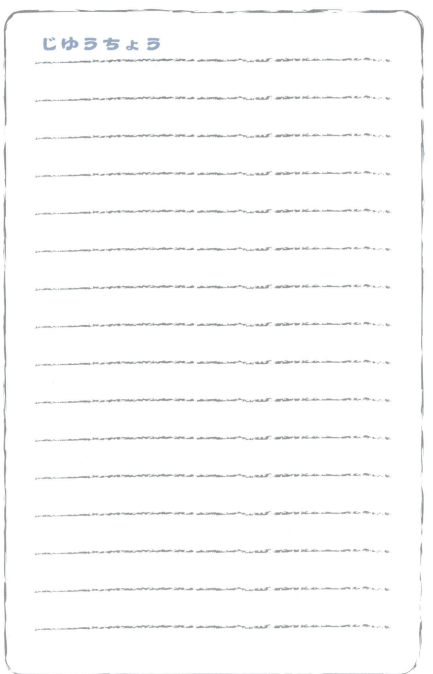

参考文献

1. Seifter JL: Integration of acid-base and electrolyte disorders. N Engl J Med **371**: 1821-1831, 2014
2. Berend K, et al: Physiological approach to assessment of acid-base disturbances. N Engl J Med **371**: 1434-1445, 2014
3. Story DA, et al: Strong ions, weak acids and base excess: a simplified Fencl-Stewart approach to clinical acid-base disorders. Br J Anaesth **92**: 54-60, 2004
4. Fencl V, et al: Diagnosis of metabolic acid-base disturbances in critically ill patients. Am J Respir Crit Care Med **162**: 2246-2251, 2000
5. Fencl V, et al: Stewart's quantitative acid-base chemistry: applications in biology and medicine. Respir Physiol **91**: 1-16, 1993
6. Balasubramanyan N, et al: Unmeasured anions identified by the Fencl-Stewart method predict mortality better than base excess, anion gap, and lactate in patients in the pediatric intensive care unit. Crit Care Med **27**: 1577-1581, 1999
7. Forni LG, et al: Unmeasured anions in metabolic acidosis: unravelling the mystery. Crit Care **10**: 220, 2006
8. Yunos NM, et al: Bench-to-bedside review: Chloride in critical illness. Crit Care **14**: 226, 2010
9. Kraut JA, et al: Lactic acidosis. N Engl J Med **371**: 2309-2319, 2014
10. Sara D, et al: The fall of the serum anion gap. Arch Intern Med **150**: 311-313, 1990
11. Michael E, et al: Clinical use of the anion gap. Medicine **56**: 38-54, 1977
12. Jeffrey AK, et al: The serum anion gap in the evaluation of acid-base disorders: what are its limitations and can its effectiveness be improved? Clin J Am Soc Nephrol **8**: 2018-2024, 2013
13. Figge J, et al: Anion gap and hypoalbuminemia. Crit Care Med **26**: 1807-1810, 1998
14. DuBose TD Jr: Acidosis and alkalosis. Harrison's Principles of Internal Medicine, Volume 1, 19th ed, Fauci A, et al (eds), McGraw-Hill Professional, New York, p315-324, 2015
15. DuBose TD Jr: Acidosis and alkalosis. Harrison's Principles of Internal Medicine, Volume 1, 18th ed, Longo D, et al (eds), McGraw-Hill Professional, New York, p363-373, 2011
16. Neligan PJ, et al: Perioperative acid-base balance. Miller's Anesthesia, 8th ed, Ronald D, et al (eds), Saunders, Philadelphia, p1811-1829, 2014
17. Seifter JL: Acid-base disorders. Goldman-Cecil Medicine, Volume 1, 25th ed, Goldman L, et al (eds), Elsevier, Amsterdam, p762-774, 2015

18. Harper HA, et al: The chemistry of respiration. Review of Physiological Chemistry, 17th ed, Lange Medical Pub, p217-227, 1979
19. 今井裕一：輸液ができる，好きになる―考え方がわかるQ&Aと処方計算ツールで実践力アップ．羊土社，東京，2010
20. 黒川　清：水・電解質と酸塩基平衡―Step by stepで考える，改訂第2版，南江堂，東京，2004
21. 越川昭三：酸-塩基平衡の知識．中外医学社，東京，1968
22. 清水敬樹（編）：ICU実践ハンドブック―病態ごとの治療・管理の進め方，羊土社，東京，2009
23. 森松博史：酸塩基平衡に関する新しいアプローチ：Stewart approach．日集中医誌 **10**：3-8，2003
24. 武田純三（監訳）：周術期の酸塩基平衡，ミラー麻酔科学，原書第6版，メディカルサイエンスインターナショナル，東京，p1245-1257，2007
25. 稲田英一（監訳）：酸塩基平衡の解釈．ICUブック，第3版，メディカルサイエンスインターナショナル，東京，p457-470，2008
26. 白髭宏司：血液ガス・酸塩基平衡に強くなる―数値をすばやく読み解くワザと輸液療法の要点がケース演習で身につく，羊土社，東京，2013
27. 柴垣有吾：より理解を深める！体液電解質異常と輸液，改訂第3版，中外医学社，東京，2007

索　引

主な解説の頁は**太字**, 図表やチャートからの語の頁は青字で, 用語との関連項目は➡で示した.

欧　文

β 酸化　128
⊿AG　135, 136
⊿XA
　➡AG との関係　59, 71
　➡SID 式　143
　➡＝SID ギャップ　59, 141, 187
　➡意義　56, 59, 59, **143**
　➡計算　59, 188
　➡酸の増加　59, 72, **142**, 242
　➡正常　72, 206
　➡ゼロ　70, 71, 206
　➡増加　70, 71, 206
　➡出現　70, 71

A

ACE 阻害薬　132
acid　1
AG　**12**, 59
　➡K^+ 入り　15
　➡SID との違い　69, 73
　➡アシドーシス　66
　➡アルカローシス　140
　➡アルブミンとの関係　15, 73, 129
　➡基準値　**13**, 15, 92, 133, 207
　➡計算例　190
　➡血ガス分析器　15
　➡高値　11, 14, 15, 24
　➡式　14, 129
　➡上昇　67, 125, **134**, 134
　➡上昇なし　134
　➡正常　125, 129
　➡ターゲット　68, **69**, 71, 72
　➡チャート　138
　➡定義　9, 13, 14
　➡低値　208
　➡尿　148

　➡年代　19
　➡補正　➡補正 AG
Alb　45, 60
　➡AG　15, 129
　➡$Alb^- + Pi^-$　70
　➡アルカローシス　168
　➡計算　52
　➡高値　52
　➡酸　**166**, 167, 170
　➡式　69, 167
　➡チャート　189
　➡低値　52, 137, 168
　➡電離　166
　➡濃度（Alb）　141
anion gap metabolic acidosis　135
Arrhenius S　32
Atot　51, 52

B

Bartter 症候群　214, 219
base deficit　150, 152
base excess（BE）　**11**, 24, 149, **150**
　➡＋　150, 152
　➡－　151, 152
　➡(B)　17
　➡BB との関係　160
　➡(ecf)　17
　➡HCO_3^- との関係　11, 156
　➡(in vivo)　17
　➡アシドーシス　66
　➡下降　67
　➡基準値　66, 79, **82**, **151**, 155
　➡式　156
　➡弱点　156
　➡重症度判定　156
　➡上昇　67
　➡ショック　152
　➡ターゲット　68, 153, **154**

251

➡低アルブミン血症　156, 241
　➡定義　11, 150
　➡年代　19
　➡求め方　160
Brønsted JN　32
buffer base（BB）　158
　➡減少　161
　➡定義　158
　➡メンバー　159

CA 阻害薬　130, 147
Ca^{2+}　57
chronic obstructive pulmonary disease（COPD）
　➡嘔吐　26, 27
　➡下痢　76
　➡混合性障害　77, 237, 238
　➡単純性障害　25, 26, 68
Cl^-　171, 205
　➡Cl 反応性アルカローシス　184
　➡HCO_3^- との関係　211, 218
　➡移動　220
　➡基準値　93, 205
　➡血ガス分析器　210
　➡再吸収　147, 219
　➡上昇　148
　➡チャネル　219
　➡低下　131, 214, 217
　➡濃度　187
　➡補給　176, 180
　➡補正　➡補正 Cl^-
CO_2 含量（content）　16
concentrational alkalosis　67, **184**, 187
contraction alkalosis　175, 184

D

dilution, dilutional　➡希釈
dilution acidosis　**61**, 129, **184**
dilutional acidosis　67, **184**, 187

F

Fanconi 症候群　130, 215
Fencl V　24, 41, 63, **186**, 188
　➡Alb^-　60, 141
　➡Pi^-　60, 141

　➡SID　62, 140
　➡XA^-　57
　➡希釈　184
　➡濃縮　184
forgotten ion　171

G

Gap アシドーシス　12, **135**, 138, 140
　➡＋non-Gap アシドーシス例　137
GFR 低下　135, 175
Gitelman 症候群　214, 219

H^+　2, 3, 37, 46
　➡H^+-K^+ ATPase　177, 178
　➡強イオン差　49, 54
　➡逆立ち　3
　➡式　37, 45
　➡増加　4, 124
　➡電解質　43, 45
　➡排泄　172, 174, 217
　➡分泌低下　130, 131, 131, 132
H_2CO_3　33, 34, 36
　➡pKa　40
　➡式　36
　➡解離　38
H_3O^+　34
Hasselbalch KA　22, 34, 37
HCl　34, 169
　➡喪失　168
HCO_3^-　33
　➡BE との関係　**11**, 79, 156
　➡Cl^- との関係　211, 218
　➡HCO_3^- ＋ 15　105, 106, 118, 121
　➡HCO_3^- act　17
　➡HCO_3^-/pCO_2 比小　80
　➡HCO_3^-/pCO_2 比大　81
　➡HCO_3^-/pCO_2 比戻す　88, 88
　➡HCO_3^-/pCO_2 門　23
　➡SID　54, 203
　➡アルブミン　55
　➡基準値　93
　➡クエン酸　183
　➡減少　53, 124, 129, 135
　➡再吸収　130, 173, 173
　➡産生　131, 172, **174**, 174, 217

➡産生低下　130
　➡式（強イオン差との関係）　51, 64
　➡上昇のチャート　174
　➡電解質　203
　➡電解質異常　64
　➡乳酸　182
　➡排泄　173
　➡補正　➡補正 HCO$_3^-$
HCO$_3^-$ + Alb$^-$ + Pi$^-$　50, 50
　➡による SID　57
　➡による SID 計算例　139, 215, 216
　➡による SID 健常者　58, 193
Henderson LJ　22, 34
　➡式　37
Henderson-Hasselbalch の式　**22**, 31, 78
　➡アルカローシス　167
　➡導出　38
　➡門　23
Henry の法則　39
high normal　6, 247
hypercapnia　29
hypocapnia　29

K

K　➡解離定数
Kussmaul 呼吸　5

L

law of mass action　35
low normal　6, 123, **247**
Lowry　32

M

mEq　46
Mg^{2+}　57
MgO　34
mmol　46

N

Na$^+$ − Cl$^-$　**206**
　➡HCO$_3^-$ との関係　209
　➡＞HCO$_3^-$ + Alb$^-$ + Pi$^-$　59, 143
　➡≒HCO$_3^-$ + Alb$^-$ + Pi$^-$　143
　➡⊿XA　206
　➡アシドーシス　207
　➡アルカローシス　207

　➡基準値　62, 92, 205, **206**
　➡健常者　58
　➡酸増加なし　50, 61, 206
　➡小　201, 207
　➡大　201, 207
　➡による SID　55, 57, 209
　➡による SID 計算例　139, 197, 216, 241
　➡利点　216, 217
Na$^+$
　➡Na$^+$/Cl$^-$ 共輸送体　179, 219, 220
　➡Na$^+$/K$^+$/2Cl$^-$ 共輸送体　179, 219, 220
　➡基準値　93, 205
　➡血ガス分析器　210, 210
NaCl　148, 221, 222, 222, 223
nEq　45, 46
NH$_3$　33, 131
　➡おとり　147
　➡高 K　132
NH$_4^+$　131, 131, 174
NH$_4$Cl　131
　➡Cl$^-$　217
　➡高 Cl 血症　132
　➡高 CO$_2$ 血症　180
　➡腎尿細管アシドーシス I 型　131, 147
nmol　3, 45, 46
non-anion gap metabolic acidosis　135
non-Gap アシドーシス　12, **135**
　➡アセタゾラミド　147, 147
　➡鑑別（チャート）　138
　➡腎尿細管性アシドーシス　132
　➡同義語　218
　➡例　137, 217
　➡尿 AG　148
NSAIDs　132

P

paradoxical aciduria　176
pCO$_2$ 予測　106
pH　**2**, 3, 79
　➡SID　54, 203
　➡アルブミン　203
　➡異常　233
　➡基準値　2, 83
　➡高値　81
　➡式 H$^+$　4, 39
　➡式 Henderson-Hasselbalch　22, 31, 38, 40

253

➡上昇　24
➡正常　225, 229, 235
➡正常のグラフ　230
➡正常パターン　246
➡正常例　58, 231, 236, 238, 242, 243
➡臓器機能変化　5
➡そのものの数値　63
➡代謝性アシドーシス　124
➡対数変換　2
➡チャート　82, 122
➡低下　24
➡低値　5, 79, 80
➡電解質　203
➡電極　39
➡濃度　2
➡比　79
physicochemical approach　42, 186
Pi（mg/dL）　60, 93, 141
Pi⁻　24, 44, 45, 51, **52**, 60
　　➡計算　52
　　➡高値　52
　　➡低値　52
pK　42
primary　➡一次性変化
proton acceptor　32, 33
proton donor　32, 33

R

renal tubular acidosis（RTA）　147
RH　42

S

secondary　➡二次性変化
SID（strong ion difference）　**48**, 50, 56
　　➡AGとの違い　69, 72, 73
　　➡H⁺との関係　49, 53, 54, 55, **74**
　　➡HCO₃⁻との関係　52, 53, 53, 54
　　➡HCO₃⁻＋Alb⁻＋Pi⁻　58, 63
　　➡Na⁺－Cl⁻　56〜58, 63, 209
　　➡Na⁺－Cl⁻－⊿XA　143
　　➡Stewart　42, 44
　　➡アシドーシス　48, 188
　　➡アルカローシス　48, 188
　　➡アルブミン　74
　　➡意義　24
　　➡位置づけ　67, 68

➡基準値　60, **62**, 187, 193
➡逆算　74
➡計算式（係数入）　60, 188, 193
➡計算法　49, 50, 60
➡計算例　139, 191, 196, 216, 237, 239, 241
➡構成要素　49, 50, 56, 198
➡差を埋める　49, 53
➡酸増加なし　51, 61, 192
➡弱酸の総和　74
➡小　64
➡生理食塩液　61
➡増加　145
➡大　64
➡代謝性アシドーシス　140
➡代謝性障害の判断　188
➡ターゲット　71, 71, 72
➡チャート　189
➡使いかた　185
➡低 Cl 血症　176
➡低 K 血症　178
➡低下　144, 145, 147
➡低換気　180, 181
➡定義　**48**, 201
➡電解質　74, 203
➡同義語　42
➡年代　19
➡ハイポボレミア　175
➡目安　62
➡門　23, 24
➡弱い陰イオン　49, 50
➡利点　63, 139, 146, 198, **202**, 230, 236
➡利尿薬　179, 180
SID ギャップ
　　➡＋　194
　　➡＝⊿XA　59, 141, 193, 194
　　➡AGとの関係　59
　　➡意義　141, **143**
　　➡計算例　139, 197, 216, 217, 241
　　➡酸の増加　185, 187
　　➡式　141, **188**
　　➡ゼロ　194
　　➡増加　142
　　➡チャート　194
　　➡定義　142, 193
Sjögren 症候群　131, 215
solubility coefficient（SCO₂）　39

standard BE（SBE） 17
standard HCO$_3^-$ 17
Stewart PA 22, 43, 44
Stewart アプローチ **42**, 52, 67, **185**, 186, **187**
　➡SID 42, 44
　➡計算例 **191**, 237, **239**, 241
　➡手順 63, **188**
　➡モデル 25, 42
　➡門 22, 23, 24
　➡利点 139, 210, 239, 241

T
TCA サイクル 128
tCO$_2$ 16

W
Winters formula 105, 106, 107

X
XA 125, **126**, 127
　➡AG 129
　➡強酸 142
XA$^-$
　➡SID 193
　➡基準値 57
　➡計算 50
　➡式 50
　➡増加 63, 70, 143
　➡増加なし 50, 51, 70
　➡増加のチャート 194
　➡強い陰イオン 44, 50, 69
　➡定義 13, 13
　➡補正 AG 193

和　文

あ
アコニチン酸 128
アシデミア 1, **20**, 84
　➡定義 6, 20
アシドーシス 125
　➡AG 66
　➡SID 63
　➡希釈 144, **184**, 188
　➡高 Cl 144, 188
　➡定義 4, **6**, 20
アスパラカリウム® 148, 171
アスパラギン酸カリウム 148, 178
アセタゾラミド 126, **130**, **147**, 215, 218
アルカリ血症 1, 6
アルカレミア 1, 84, 85
　➡定義 6
アルカローシス 168
　➡AG 140
　➡アルブミン 166
　➡低 Cl 176, 188
　➡定義 4, 6
　➡尿中 Cl 184
　➡濃縮 184, 188
　➡ハイポボレミア 176
アルコール性ケトアシドーシス 128
アルダクトン A® 132, 178
アルドステロン 132, 175
　➡上昇 182, 183, 214
　➡低下 132, 133
　➡不応状態 129
アルブミン ➡Alb
アンジオテンシン変換酵素（ACE）阻害薬 132

い
イオン化したアルブミン ➡Alb
イオン差を埋める 72
イオン選択電極 57
イオンチャネル 221, 221
胃管 77, 214
医師国家試験 79, 206, 219
イソクエン酸 128
一次性変化 78, **85**, 91, 100

255

陰イオン　12
　→総和　43, 44, 45

う

裏ワザ　119

え

エチレングリコール　125
遠位尿細管アシドーシス　130
塩化カリウム　178
塩基　32, 33, 33, 126, 166
　→過剰　150
　→欠乏　150
　→減少　124, 126, 129
　→性酸化物　34
　→増加　166, 168
　→定義　32, 33
　→例　31

お

嘔吐　27, 76, 77, **167**, 169, 214
　→SID　145, 146
　→例　215
オキサロ酢酸　127, 128

か

解離　35, 46
　→定数　35, 36, 47
乖離
　→HCO₃⁻ と BE　157, 163
過換気　**29**, 76, 121, 215, 244
仮診断　103
カルベニシリン　168, 181
眼圧低下　130
換気量　29
緩衝作用　159
完全代償　91, **97**, 102, 102, 247
甘草　77, 214, 214
カンレノ酸カリウム　132

き

飢餓　128
ギ酸　125, 127
希釈　139, **184**
　→アシドーシス　140, 144, 242
基準値　57, 92, 93

→境界線　62, 82, 83, 110
ぎみ　7
逆算　50, 212
逆数　2
急性　116
急性呼吸性アシドーシス　157
　→BE　162
　→係数　105, 114
急性呼吸性アルカローシス　157
急性呼吸性障害の係数　105, 116
強イオン　46, 201
強イオン差　→SID
強陰イオン　47, 69, 71, 72, 201
胸部外傷　77
強陽イオン　47, 201
虚血再灌流障害　128
近位尿細管アシドーシス　129

く

クエン酸　127, 128
　→大量輸血　182, 183
クスマウル呼吸　5, 6
クラッシュ症候群　128
グラフ解析　97, 98
グルタミン　131, 131
クレアチニンクリアランス（GFR）　129, 135

け

ケガ　77
血ガス分析　9, 10, 69
　→一見正常　190
　→機器　15, 133, 208, **210**, 210
　→健常者　58
　→前回のデータ　101, 246
　→判断に迷う例　245
血清　69
　→測定　210
ケトアシドーシス後　181
ケト酸　**69**, 125〜128
ケトン体　128
下痢　77, 126, **129**, 214
　→SID　145, 146

こ

高 Cl 血症　130, 131, 147

- ➡ HCO_3^- 低下　211, 211, 221, 223
- ➡ 原因　214, 215
- ➡ 相対的　213
- ➡ によるアシドーシス　144

高 Cl 性アシドーシス　**144**, 218
- ➡ ＋低アルブミン血症例　192
- ➡ SID　67, 140
- ➡ 例　191, 197, 216

高 CO_2 血症　29, **180**, 181, 214
高アルドステロン　168, **182**, 183
抗アルドステロン薬　132
高アルブミン血症　167
高カリウム血症　132
交感神経系　5
高グロブリン血症　208
酵素　2, 46
高ブロム血症　208
高リチウム血症　208
高リン性アシドーシス　67
呼吸性　37, 78
呼吸性アシドーシス　77, **80**, 82, 119
- ➡ ＋代謝性アシドーシス例　119
- ➡ ＋代謝性アルカローシス例　236
- ➡ pCO_2 基準範囲　198
- ➡ グラフ　99
- ➡ 代償　89, 100
- ➡ 代償予測　105, 114
- ➡ 比　89
- ➡ 例　95, 117

呼吸性アルカローシス　77, **82**
- ➡ ＋代謝性アシドーシス例　120
- ➡ ＋代謝性アルカローシス例　113, 120
- ➡ グラフ　99
- ➡ 代謝性完全代償例　232
- ➡ 代償　90, 100
- ➡ 代償予測　105, 114
- ➡ 比　90
- ➡ 例　86, 95, 117

呼吸性因子　22, **78**, 79
呼吸性完全代償計算例　231
呼吸性障害
- ➡ HCO_3^- ＋15　226, 233, **234**, 235
- ➡ 例　117

呼吸性代償
- ➡ グラフ　99, 100
- ➡ 計算例　111～113, 196
- ➡ 予測値　110

呼吸性に異常なし　121
呼吸性変化　200
越川昭三　11
コハク酸　127, 128
コレラ　36, 37
混合性　21
混合性アシドーシス　21, 27, **80**, 227
- ➡ 比　228

混合性アルカローシス　21, **82**, 227
混合性（酸塩基平衡）障害　21, 75, 77
- ➡ COPD　26, 27
- ➡ pH 正常　225, 247
- ➡ グラフ　228
- ➡ 定義　27
- ➡ パターン　21, 227, 233
- ➡ 補正 HCO_3^-　139
- ➡ 予測と差あり　92, 102, 114
- ➡ 例　112, 113, 118

昏睡　5

さ

サイアザイド系薬　178, **179**, 214
細胞外液量　184
細胞機能　46
サリチル酸　125, 127
酸　126
- ➡ AG　125
- ➡ XA　127, 128
- ➡ 減少　166, 167, 168
- ➡ 増加　56, 59, **124**, 126, 143
- ➡ 定義　32, 33
- ➡ 蓄積　12
- ➡ 例　31, 127

酸塩基平衡　34
- ➡ 庭園　66
- ➡ 電気的中性　43
- ➡ 考えかた入門　23

酸塩基平衡障害
- ➡ 診断　84
- ➡ シンプル　75, 78
- ➡ チャート　76
- ➡ 電解質　199

酸化物　34
酸化マグネシウム　34
酸血症　1, 6

257

酸性陰イオン　15, 47
酸性酸化物　34

し

糸球体濾過量　➡GFR
質量作用の法則　34, **35**, 37
指標　42
弱陰イオン　59
シュウ酸　125, 127
出血性ショック　77, 125, 242
消化液　146, 148
　➡喪失によるアシドーシス　146
上昇の基準　83, 92, 247
　➡AG　13, 138
　➡BE　79, 82
　➡HCO₃⁻ + 15　110, 138
　➡SID　62
　➡SID ギャップ　144
ショック　68, 76, 77, 125, **128**
　➡例　137, 240, 242, 242, 244
人工呼吸　29, 77, **113**, **198**, 244
腎障害　146
腎臓内科　79
心臓弁膜疾患　137
浸透圧　46, **147**, 148
腎尿細管性アシドーシス　126, **147**, 215
　➡Ⅰ型　125, 129, **130**, **131**
　➡Ⅱ型　125, **129**, 130
　➡例　195, 216
心肺停止後蘇生　241
腎不全　12, 68, 76, 77, **125**, 128

す

水素イオン濃度　➡H⁺
睡眠薬　244, **245**
スピロノラクトン　132
スポットライト　171

せ

制酸薬　34
正常でも異常あり　**186**, 230
生理食塩液　239, **240**
　➡dilution acidosis　61
　➡アシドーシス　126, 215
　➡強イオン差　61, 144
　➡高 Cl 性アシドーシス　61

　➡大量輸液　144, **144**
　➡大量輸液例　189
勢力図　48, **48**
セシル内科学
　➡AG　13, 15
　➡BE　149
　➡補正 HCO₃⁻　136
摂食不良　239, **240**
背番号 15　**106**
全血測定　208
全血電解質　15

そ

総二酸化炭素濃度（CO_2）　16
その他の陰イオン　12, **13**
その他の強陰イオン　**55**, 56
その他の強陽イオン　**55**, 56
その他の陽イオン　12, **13**
ソルダクトン®　132, 178

た

代謝性　37, 78
代謝性アシドーシス　11, 24, 52, **77**, 80, **123**
　➡+呼吸性アシドーシス例　112
　➡+呼吸性アルカローシス　233
　➡+呼吸性アルカローシス例　120, 242
　➡+代謝性アルカローシス　233
　➡+代謝性アルカローシス例　238
　➡+代謝性アルカローシス+呼吸性アルカローシス例　240
　➡BE　66, 154
　➡Pi⁻　188
　➡SID　24, 188
　➡一発診断　66, 152
　➡塩基　123, 124
　➡グラフ　99
　➡呼吸性完全代償例　231
　➡酸　123, 124
　➡生理食塩液　186
　➡代償　89, 99
　➡チャート　125, **138**, **212**
　➡比　80
　➡例　85, 94, 110, 112
代謝性アルカローシス　24, 52, **77**, 82, **165**
　➡+呼吸性アシドーシス　233
　➡+呼吸性アシドーシス例　243

➡＋呼吸性アルカローシス例　113, 120
　➡Alb⁻　188
　➡Cl⁻排泄　220
　➡SID　24, 188
　➡グラフ　99
　➡代償　90, 100
　➡チャート　168
　➡低アルブミン血症　72, 165
　➡低換気後　179
　➡比　81
　➡病態　165
　➡利尿薬　178
　➡例　94, 111
代謝性因子　22, **78**, 79
代謝性完全代償の計算例　232
代謝性障害
　➡診断　235
　➡例　110
代謝性代償のグラフ　100
代謝性変化　200
代償　**87**, 103, 105, 114
　➡計算例　110〜113, 117〜120
　➡係数　104, 105
　➡限度　107, 115
　➡性呼吸性アルカローシス　28, 28
　➡反応　95
　➡予測値　104, 105
代償性変化　87
　➡予測　103
対数（log）　2, 39
大量輸血後　182
多発性骨髄腫　130, 208
単位　45, 46
炭酸　➡H₂CO₃
炭酸水素ナトリウム投与量　164
炭酸脱水素酵素（CA）　148
　➡阻害薬　125, 147, 147
単純性　21
単純性（酸塩基平衡）障害　21, **25**, 26, 75
　➡確定　113
　➡完全代償　97
　➡伝統的診断　78
　➡部分的代償　97

チャネル　220, 221, 221

中性　1, 6
腸管穿孔　242
腸間膜動脈閉塞　128
鎮静薬　76, 77

強いイオン　46, 202
　➡解離定数　47
　➡定義　46
強い陰イオン　47, 69
　➡Cl⁻　47
　➡XA⁻　142
強いものには巻かれろ　46, 48
強い陽イオン　47

低Cl血症　168, 176
　➡HCO₃⁻上昇　211, 221, 222
　➡原因　213, 214
低Cl性Gapアシドーシス　213, 241
低Cl性アルカローシス　67, 213
　➡例　215
低CO₂血症　29, 215
低アルドステロン　129, 132, 133
低アルブミン血症　166, 166
　➡AGへの影響　15, 208
　➡BE　156, 157
　➡HCO₃⁻　55
　➡アルカローシス　165, 167, 169
　➡強イオン差　55
　➡高度　168
　➡補正AG　73
　➡補正HCO₃⁻　236
　➡例　190, 238, 240, 242
低アルブミン性アルカローシス　67
低下の基準　92, 247
　➡BE　82
　➡HCO₃⁻＋15　110, 138
　➡SID　62
低カリウム血症　177, 177, 178
　➡HCO₃⁻増加　177
　➡アセタゾラミド　147
　➡利尿薬　179
低換気　**29**, 168, 179
　➡SID　181
低酸素　125

259

低ナトリウム血症　184, 187, 189
電解質
　➡HCO$_3^-$の変化　203
　➡異常　63, 146
　➡酸塩基平衡障害　199
電気的中性　13, 24, 41, 42, **43**, 46, 63, 145
電離　35

と
統合　24
糖尿病　12, 77, 125
　➡ケトアシドーシス　76, 128, 128
　➡昏睡　37
トランスポーター　➡輸送体
ドレナージ　214

な
内因性の酸　168

に
二次性呼吸性アルカローシス　29
二次性（代償性）変化　**25**, 85, 87, 91, 100
乳酸　69, 125, 127, **128**
　➡Cl$^-$　214, 241
　➡蓄積　12
乳酸アシドーシス　68, 126, 181
　➡後　168, 181, 182
　➡低Cl血症　213
尿AG　148
尿細管間質性腎障害　129, 135
尿細管性　➡腎尿細管性
尿毒症　37
　➡性アシドーシス　68
　➡に伴う酸　125, 126

の
濃縮　184
濃度　1

は
敗血症　77, 242
肺水腫　77
肺保護換気　163, 180
ハイポボレミア　168, **175**, 175
　➡アルカローシス　182, 184
　➡尿中H$^+$　176

バランス　126, 166
ハリソン内科学
　➡AG　13, 15
　➡BE　149
　➡補正HCO$_3^-$　136

ひ
非揮発性の弱酸　52, 187
非ステロイド性抗炎症薬（NSAIDs）　132
ビタミンB$_1$不足　128, 128
等しい　57
標準偏差　57

ふ
腹膜炎　242
物理化学的アプローチ　42, 186
部分的代償　91, **97**, 102, 102
　➡例　94, 95, 111, 112
フマル酸　128
フレキシブル
　➡HCO$_3^-$　49, 53, 64, 71, 176, 211
　➡弱イオン　201
フロセミド　179

へ
ペニシリン　168, **181**
偏位　102
ヘンゼルとグレーテル　35
ヘンレの係蹄　179

ほ
補正AG　72
　➡計算例　190, 239
　➡式　73, 189
　➡補正HCO$_3^-$　197, **236**
補正Cl$^-$　213
　➡SID　239, 241
　➡計算例　197, 239, 241
　➡式　189, 213
補正HCO$_3^-$　74, **135**, 136, 138
　➡⊿AG　134, 135
　➡non-Gapアシドーシス　136
　➡アルカローシス　136, 233
　➡意義　138
　➡計算例　137, 196, 241
　➡式　135, 136

➡低アルブミン血症　210, 236
ボルベン®　144

マジックナンバー　106
慢性　116
慢性呼吸性アシドーシス　114, 115
慢性呼吸性アルカローシス　115
　➡係数　105, 115
慢性閉塞性肺疾患　➡COPD

ミスターX　127
ミラー麻酔科学　62, 151

無機酸　127
無機リン　45

め

メイロン® 投与量　164
メタノール　125

も

門　23

や

薬物中毒　125

ゆ

有機酸　127

輸血（クエン酸投与）後　168, 183
輸送体　219, 220, 220, **221**, **221**

よ

陽イオン　12
　➡総和　43, 44, 45
溶解係数（SCO₂）　39
よくある混合性障害　238, 244
弱いイオン　47, 202
　➡定義　47
弱い陰イオン　**47**, 49, 50, 71, 72
弱い者　48
弱い陽イオン　47, 49
　➡H⁺　48

ラシックス®　178, **179**, 214

利尿薬
　➡SID　179, 180
　➡アセタゾラミド　130, 147
　➡サイアザイド系薬　179, 180
　➡代謝性アルカローシス　76, 77, 168
　➡低Cl血症　214
　➡フロセミド　179
　➡例　237, 238, 244, 245
硫酸　125, 127, 128
緑内障　130, 147
リンゴ酸　127, 128
リン酸　125, 128

● 著者紹介

丸山一男（まるやまかずお）

1981 年	三重大学医学部卒
1987 年	Research Fellow, Cardiovascular Research, The Hospital for Sick Children, University of Toronto（Canada）
1991 年	三重大学講師（附属病院集中治療部）
1995 年	同　教授（医学部麻酔学講座） 附属病院麻酔科（ペインクリニック）長，集中治療部長を併任
1997 年	救急部長（～2008 年）を併任
2014 年	緩和ケアセンター長（併任）

学会専門医など

日本集中治療医学会集中治療専門医　　日本救急医学会救急科専門医
日本麻酔科学会麻酔指導医　　　　　　日本呼吸療法医学会呼吸療法専門医
日本ペインクリニック学会専門医　　　日本小児麻酔学会（2004 年度会長）

主な研究テーマ・担当講義

酸塩基平衡，肺高血圧，急性呼吸不全，人工呼吸，ショック，低酸素，一酸化窒素（NO）吸入療法，周術期輸液，オピオイドの臨床，痛みのしくみ，慢性疼痛

著　書

『Super Hospital 麻酔科』（中山書店）
『周術期輸液の考えかた —何を・どれだけ・どの速さ—』（南江堂）
『一酸化窒素吸入療法』（分担，メディカルレビュー社）
『NO の基礎と臨床—座談会形式』（分担，メディカルレビュー社）
『人工呼吸の考えかた —いつ・どうして・どのように—』（南江堂）
『痛みの考えかた —しくみ・何を・どう効かす—』（南江堂）

酸塩基平衡の考えかた —故（ふる）きを・温（たず）ねて・Stewart—

2019 年 3 月 1 日　発行	著　者　丸山一男 発行者　小立鉦彦 発行所　株式会社 南江堂 〒113-8410 東京都文京区本郷三丁目 42 番 6 号 ☎（出版）03-3811-7236　（営業）03-3811-7239 ホームページ https://www.nankodo.co.jp/ 印刷・製本　小宮山印刷工業 装丁　渡邊真介

Concept of Acid-base Balance
Ⓒ Kazuo Maruyama, 2019

定価は表紙に表示してあります。　　　　　　　　　　Printed and Bound in Japan
落丁・乱丁の場合はお取り替えいたします。　　　　　ISBN978-4-524-25522-1
ご意見・お問い合わせはホームページまでお寄せください。

本書の無断複写を禁じます。
JCOPY 〈出版者著作権管理機構 委託出版物〉
本書の無断複写は，著作権法上での例外を除き，禁じられています．複写される場合は，そのつど事前に，出版者著作権管理機構（TEL 03-5244-5088，FAX 03-5244-5089，e-mail: info@jcopy.or.jp）の許諾を得てください．

本書をスキャン，デジタルデータ化するなどの複製を無許諾で行う行為は，著作権法上での限られた例外（「私的使用のための複製」など）を除き禁じられています．大学，病院，企業などにおいて，内部的に業務上使用する目的で上記の行為を行うことは私的使用には該当せず違法です．また私的使用のためであっても，代行業者等の第三者に依頼して上記の行為を行うことは違法です．

もっとも身近な"痛み",分からないまま対処していませんか?

痛みの考えかた
しくみ・何を・どう効かす

丸山一男 著

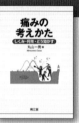

なぜ痛むのかが分かれば
どうやって鎮めるかも
分かってくる!

痛みって
なんだろう…?

痛みとは何か,そのメカニズムを把握することにより,臓器や筋肉の痛み,関連痛などの幅広い痛みの種類を理解し,さらには痛みを止めるしくみや耐性・プラセボまでを自然と理解できる.親しみやすい解説と豊富なイラストで「痛み」を楽しくマスター.
医師,薬剤師,看護師,理学療法士など,すべての医療従事者にお薦めの一冊.

■A5判・366頁　2014.5.　ISBN978-4-524-26397-4　定価(本体3,200円+税)

マニュアルに盲従せず,考えて行う納得の人工呼吸管理をマスター!

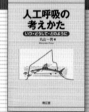

人工呼吸の
考えかた
いつ・どうして・どのように

丸山一男 著

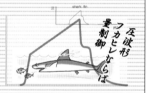

呼吸生理から人工呼吸器の原理,呼吸モード,モニタの数字や波形の意味,その読み方と知識がリンクするよう配慮された構成.遊び心のある内容,豊富なイラストにより,楽しく読み進めるうちに人工呼吸の「考えかた」が無理なく消化できる.

■A5判・284頁　2009.7.　ISBN978-4-524-24277-1　定価(本体3,200円+税)

「実際の処方ができる力が身につく」「一人で輸液計画が立てられる!」

丸山一男 著

周術期輸液の
考えかた
何を・どれだけ・どの速さ

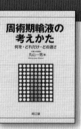

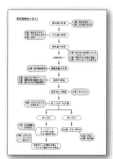

周術期の輸液を行うための考え方,背景となる基礎知識が学べる入門書.輸液の量,成分,速度の決定に際して生理学的根拠に基づく判断ができ,多数のイラストと要点をまとめたユーモアあふれる文章からなる解説を読み進むうちに,実際の処方ができる力が身につくよう工夫されている.

■A5判・198頁　2005.2.　ISBN978-4-524-23631-2　定価(本体3,500円+税)